为什么打哈欠会传染

Francesca Gould

[英] 弗朗西斯·古德　著

霍文智　译

四川科学技术出版社

此书献给我的母亲，以及我的女儿

目 录

第 1 章　表皮之上

第2章 毛发中的大千世界

第 3 章　奇奇怪怪的骨骼

第 4 章　血液与心脏

第 5 章　便便杂谈

第 6 章　感知上的稀罕事

第 7 章　看得到的谜团

第 8 章　关于鼻子

第 9 章　关于生殖与泌尿

第 1 章

表皮之上

01

如何用蚂蚁头加快伤口愈合？

即便在今天，南美洲的某些部落仍会使用蚂蚁来处理伤口。他们将伤口处的皮肤挤到一起，再把蚂蚁张开的上颚放在上面，蚂蚁的上颚就会插入伤口两侧的肉里，并将两侧的肉紧紧咬合在一起，就像用针缝合伤口一样。

然后，他们再把蚂蚁的身体扭下来，只剩下头部。如果伤口很大，就多用一些蚂蚁。伤口缝合好之后，看上去就像一排针脚似的。

尽管听起来很怪异，但事实证明，这种方法能够有效治愈伤口。在非洲和印度，人们也曾使用这种方法。

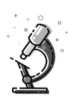

02

蛆能够帮助破案吗？

绿头蝇及其幼虫——蛆，可以为谋杀案的调查提供重要线索。成年绿头蝇嗅觉灵敏，很容易被腐肉的气味吸引。人死后，它们会迅速占领尸体并产卵，卵会在 8~14 小时孵化成蛆。调查人员可以根据尸体上绿头蝇蛆的大小和年龄来推测死者的死亡时间，有时还可以推测出死亡的地点。

1935 年，有人在苏格兰的一个小峡谷中发现了两具遗骸。后来，死者的身份被确认为家住英格兰兰开斯特的巴克·鲁克斯顿医生的妻子和女佣。一位法医从腐尸上发现的绿头蝇蛆入手，估算了它们的年龄，为推断谋杀发生的时间提供了关键线索。在这些绿头蝇蛆的帮助下，凶手鲁克斯顿医生被判犯有谋杀罪，并被处以绞刑。

03

为什么有人热衷注射肉毒毒素？

当我们微笑或眯起眼睛时，面部的肌肉会发生运动，这是皱纹形成的方式之一。再加上其他因素，反复使用这些肌肉会导致脸上出现纹路。因此，往皮肤中注射肉毒毒素有助于减少皱纹，使皮肤看起来更光滑。但肉毒毒素的效果只是暂时的，可能几个月后就需要再次注射。

肉毒毒素是从肉毒杆菌中提取出来的。肉毒杆菌是一种能够引发致命食物中毒的细菌。肉毒毒素可麻痹呼吸肌，导致窒息死亡。然而，用于医疗和美容的肉毒毒素含量极其少，所以比较安全，在 20 世纪 80 年代最早被用于治疗斗鸡眼、眼睑痉挛等眼部疾病。

进行医疗、美容时，需要直接往肌肉中注射肉毒毒素，使其暂时麻痹。肉毒毒素并不会伤害肌肉本身，只会作用于控制肌肉的神经。肉毒毒素之所以能够麻痹肌肉，是因为它阻断了刺激肌肉收缩的神经信号传递。因此，肉毒毒素也可以用来预防过度出汗，以及脑瘫患儿的肌肉紧张等症状。

04

我们的皮肤里会有生物吗？

是的，有些生物会住在我们的皮肤里，所以准备好瘙痒吧！疥虫是一种微小的生物，小到不用放大镜就看不见它。它的身体圆滚滚的，长着八条腿。一般来说，被感染的人身上会有 10~12 只成年疥虫。雄疥虫会在交配后死去。然而，雌疥虫会钻进人的皮肤表层，在那里安家，每天产下 1~3 枚卵。它还会留下一些深色的污渍，那基本上就是它的粪便。疥虫最喜欢待的人体部位有手、手腕、腋窝和生殖器。它们的卵和粪便会引发皮肤过敏反应，导致严重的瘙痒。

如果你不幸感染了更严重、传染性更强的"挪威疥"，你的皮肤里就会生活着成千上万只疥虫，你的身体上会长出鳞屑、结出硬皮，那些疥虫就藏在硬皮下。

肤蝇是另一种潜在的人体寄生虫。坦雅·安德鲁斯去哥斯达黎加度假，回来一个月后，头上长出了一个很疼的肿块。起初她以为那只是个脓肿包，直到有一天，肿块开始蠕动起来，原来那里有一只肤蝇蛆。当坦雅在哥斯达黎加度假时，一只蚊子将一粒微小的肤蝇卵置入她的头皮里，卵长成蛆后，就在她的头皮下越长越大。最后，医生在肿块上涂了凡士林，切断了蛆的空气供给。等到蛆窒息死亡后，医生用镊子把它从坦雅的头皮里拽了出来。

　　在另一个病例中，一名加拿大女子去秘鲁度假，回到家后发现脚踝上方长出了一个肿块。她到多伦多的一家诊所求助，医生注意到肿块里有东西在蠕动。经过进一步检查，医生在她身上发现了更多的肿块，最终从她的皮肤里总共取出了 11 只蠕动着的肤蝇蛆。

05

为什么人出汗后会气味难闻?

人体需要将自身的温度维持在 37 摄氏度左右，而出汗就是人体降温的方式之一。我们的大部分汗液是由遍布全身的数百万个小汗腺分泌的，汗液中含有水分、盐分和其他代谢产物。当感觉到热时，汗液的分泌速度就会加快，随着水分从皮肤上蒸发，体温就会降低了。

有一种分布在腋窝和生殖器区域的汗腺，被称为大汗腺。大汗腺分泌浑浊的汗液，里面含有蛋白质、脂肪酸等。这种浑浊的汗液是许多微小细菌的理想食物，而这些细菌就存在于我们的腋窝和生殖器区域的皮肤上。这些细菌进食浑浊的汗液后会生成难闻的氨气，也就是我们所说的体臭。这些细菌进食汗液的时间越长（换言之，我们不洗澡的时间越长），体臭就会变得越浓烈。

除臭剂和止汗剂都可以解决体臭问题，但它们的工作原理不同。除臭剂允许汗液分泌，其中含有抗菌剂和芳香剂，可以杀死产生臭味的细菌，而止汗剂的作用则是减少汗液的分泌。

男人在办公室里穿着一件汗臭的衣服

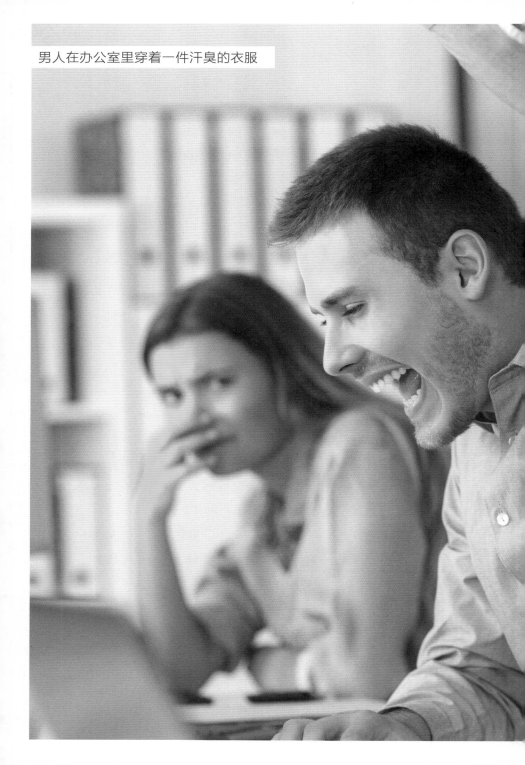

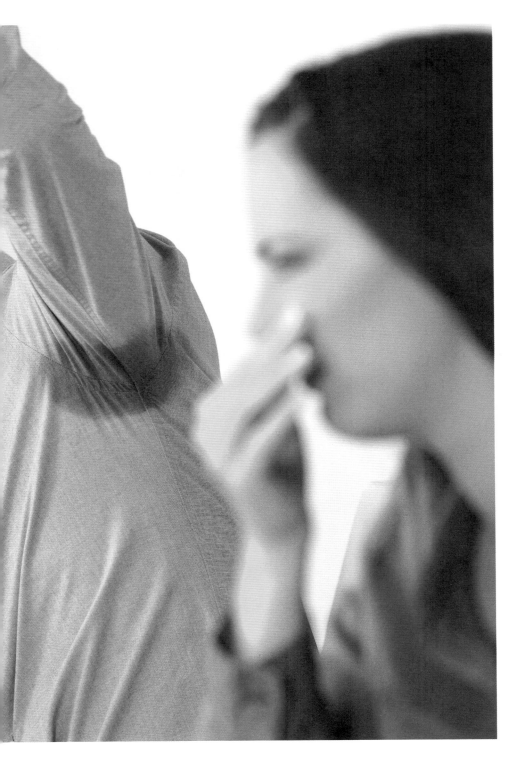

06

什么是"鱼臭综合征"？

甲基胺尿症，又叫鱼臭综合征，是一种罕见的遗传病，患者身上闻起来总有一股腐烂的鱼臭味。这种气味是由一种叫作三甲胺的物质造成的。大多数人的身体都能通过肝脏分解三甲胺，但鱼臭综合征患者的肝脏无法发挥这一作用，因此三甲胺会在血液循环中积累起来，通过唾液、尿液、阴道分泌物和汗液排出，散发难闻的气味。

鱼臭综合征也有可能是肾脏或肝脏感染，或摄入过多的胆碱引起的，因为人体会将胆碱转化为三甲胺。这种病目前尚无治愈方法，但要注意避免食用含有胆碱的食物，如海鱼、蛋黄、豌豆、肝脏、肾脏和豆类等，从而有助于减少异味。此外，肠道内的天然细菌也会生成三甲胺。

07

我们能用皮肤呼吸吗？

在电影《007之金手指》中，秘书吉尔·马斯特森因全身被涂满金漆而死。詹姆斯·邦德说她是死于"皮肤窒息"，还说职业舞蹈演员会在脊椎底部留一小块皮肤不涂颜料，就是为了防止窒息。

事实上，我们并不用皮肤呼吸，而是通过肺部获得氧气，然后由血液将氧气输送到全身，所以我们不可能死于"皮肤窒息"。如果我们的皮肤被颜料或者任何会阻碍数百万个汗腺正常工作的东西覆盖过久，那么我们的身体就会过热，导致包括心脏和肺脏在内的重要器官停止工作，最终引发死亡。

08

我们会不断掉死皮吗？

我们每天都会脱落上万个皮肤细胞，一年下来大约有两千克。据说，许多的家居尘埃都是死皮细胞。所以，打扫房间的时候，你可能会在不知不觉中清理掉大量的死皮细胞。

我们皮肤最表面、看得见的那一层被称为"角质层"。这一层的细胞呈扁平状，是无生命的。如果摩擦皮肤，角质层的许多细胞就会飘到空气中去，然后落在家具或地板上。

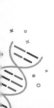

09

有没有什么护肤品能够消除皱纹？

没有，但是有些护肤品可以暂时缓解细纹和皱纹，如含有维 A 酸和果酸（AHA）的护肤品。维 A 酸是维生素 A 的代谢中间产物，而果酸则是从水果和乳糖中提取出来的。

我们先来说说维 A 酸。我们的身体通过有丝分裂的过程，不断地产生新的皮肤细胞。维 A 酸可以加快皮肤细胞的分裂速度，帮助改善皮肤的外观。此外，维 A 酸还有助于防止皮肤中的胶原蛋白和弹性蛋白受损。

人类使用果酸帮助皮肤重新焕发活力已有几千年的历史。据记载，埃及艳后克利奥帕特拉用牛奶沐浴，以改善自己的肤色。如今，润肤露、洁面乳、爽肤水、面膜等护肤品中通常都会加入果酸。果酸主要起到去角质的作用，去除皮肤表层的死皮，为新皮肤的生长提供空间。此外，果酸还能促进胶原蛋白和弹性蛋白的生成。

在伊丽莎白一世时期，一些女人会把小狗的尿液涂在脸上，她们相信这有助于改善皮肤状态，让皮肤容光焕发。著名作家塞缪尔·佩皮斯的妻子就曾用这种方法护肤，但塞缪尔从未提到这是否真的有效。

10

疣是怎么来的？

你是否注意过，有些人的手指上会长着一个小花椰菜似的东西？那可能就是疣。疣通常是由人乳头瘤病毒（HPV）引起的，这种病毒会导致表层皮肤增生。与人们普遍的看法相反，疣并没有"根"。疣上可能会有小黑点，但那其实是毛细血管破裂出血而形成的小黑点。

疣通常长在手上，但也可能长在足底，被称为跖疣。疣是通过与其他患者的身体接触而感染，在游泳池或更衣室等场所也有可能感染，如果皮肤有伤口，感染的概率就会更大。

过去人们一度认为，用一只脏兮兮的癞蛤蟆在疣上摩擦，或者把一片擦过疣的土豆扔过一道栅栏，这样做有助于去除疣。然而，有些疣通常会自行消失，只不过可能需要几个月甚至几年的时间。

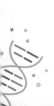

11

黑头是怎么来的？

我们身体的大部分都覆盖着毛发，这些毛发是从毛孔里长出来的。毛孔里有一个小坑，叫作"毛囊"。就像不断脱落死皮细胞的皮肤表层一样，毛囊里也有死皮细胞。毛囊还连接着一种叫作皮脂腺的东西，皮脂腺分泌的皮脂是一种油性物质，能够滋润皮肤，使其保持光滑和柔软。如果皮脂分泌过多，就会与毛囊内的死皮细胞混合在一起，堵塞毛囊。皮脂和死皮细胞不断堆积，凝结成一种细腻的白色物质。这时，如果毛孔表面被皮肤覆盖，这种白色物质就会成为白头。如果毛孔是开放的，没有皮肤覆盖，里面的白色物质就会暴露在空气中，与氧气发生反应，变成黑色，也就是黑头。

12

什么是"人工美黑"？

20世纪60年代，第一款自助美黑产品问世，人们将其涂抹在皮肤上，会泛出明亮的橙色光泽。如今，有大量的美黑产品可以让皮肤呈现出更自然的美黑效果。

我们的皮肤主要分为两层：最外层是表皮，也就是我们能看到的部分；表皮以下是真皮。表皮本身又分为几层，最下面的一层叫作基底层，自然日晒所影响的就是这一层。表皮的最外层叫作角质层，我们看得见、摸得着的就是这一层。大部分美黑产品只作用于角质层，而非基底层。

以二羟基丙酮为活性成分的人工美黑产品效果最好。二羟基丙酮是一种无色的糖分，会与角质层中的氨基酸发生反应，导致变色，这种效果通常会持续5到7天。美黑产品中含有的二羟基丙酮越多，使用后皮肤的颜色就越深。

每天都有数以万计的死皮细胞从皮肤表面的角质层脱落，人工美黑便会随之逐渐褪色，因此只有经常使用这些产品，才能维持美黑效果。

13

如何利用皮肤细胞破案？

要想确认一个人的身份，可以用墨水和纸印取指纹。因为每个人的指纹都是独一无二的，并且一辈子都不会改变，所以这个方法可以用来区分不同的人。同样，每个人的DNA（脱氧核糖核酸）也几乎是独一无二的。大部分身体细胞，比如皮肤细胞和血液细胞里都有DNA，它包含了构成人体所需的所有信息。DNA由许多化学成分组成，这些成分之间又有许多种可能的组合方式。除了同卵双胞胎，没有哪两个人的DNA会是相同的。

1985年，英国一位遗传学家发明了"DNA指纹"一词。事实上，或许将其称为"DNA分型"更合适，因为这种方法与指纹完全无关。DNA分型需要采集皮肤、毛发、血液、精液或唾液的样本，并从样本中提取DNA。用专门的仪器将DNA分解成不同的部分，并显示为深浅不一的柱状图，看上去就像条形码一样。不同人的DNA柱状图差别很大。因此，这种DNA分型既可以用来定罪，又可以用来为无辜者洗清罪名。

14

指尖的伤口愈合后，指纹会改变吗？

指尖皮肤上的漩涡状和环状纹路将伴随我们一生。即使指尖受伤了，重新长好的皮肤也会显示出和之前一模一样的纹路。

20 世纪 30 年代，美国著名的银行抢劫犯约翰·迪林格为了逃避被起诉，用酸去除了指尖的纹路，以为这样指纹就能消失了。然而，新皮肤长出来后，上面的纹路依然是老样子，指纹一点都没变。

1934 年，美国联邦调查局(FBI)得知迪林格正在一家剧院里。当他走出剧院时，FBI 探员们包围了他，要求他举手投降。据探员说，迪林格把手伸进了口袋，好像要掏枪似的。于是 FBI 探员开枪击毙了他。在停尸房里，迪林格的尸体接受了彻底的检查。FBI 探员提取了他的指纹，经比对后确认，与以前采集到的指纹

·018

一致。

　　1990 年，美国警方在迈阿密逮捕了一名贩毒嫌疑人。当提取指纹时，警方发现嫌疑人的指纹是奇怪的锯齿形。他们推断嫌疑人曾将自己指尖的皮肤切成小块，然后移植到其他手指上。指尖愈合后，新的指纹就变成了这种古怪的样子。为此，警方想出了一个好主意。他们将嫌疑人的指纹拍成照片，剪成碎片，然后像拼图一样重新拼起来。通过这种方法，警方成功复原了原始指纹，嫌疑人最终被定罪。

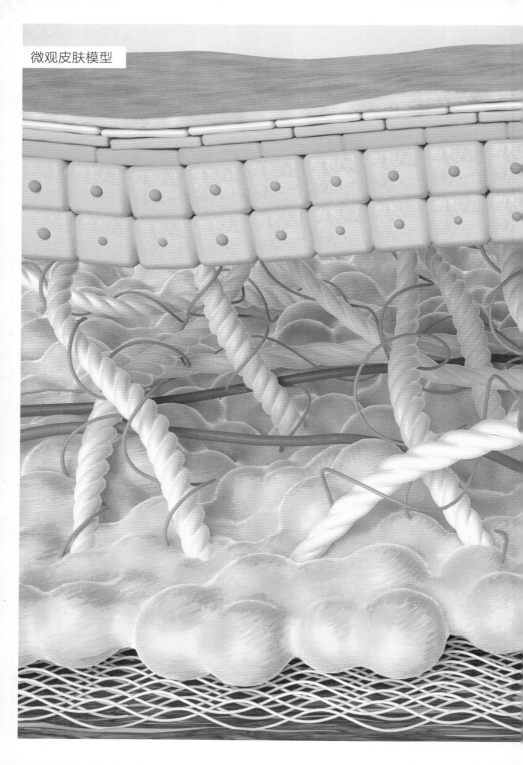

微观皮肤模型

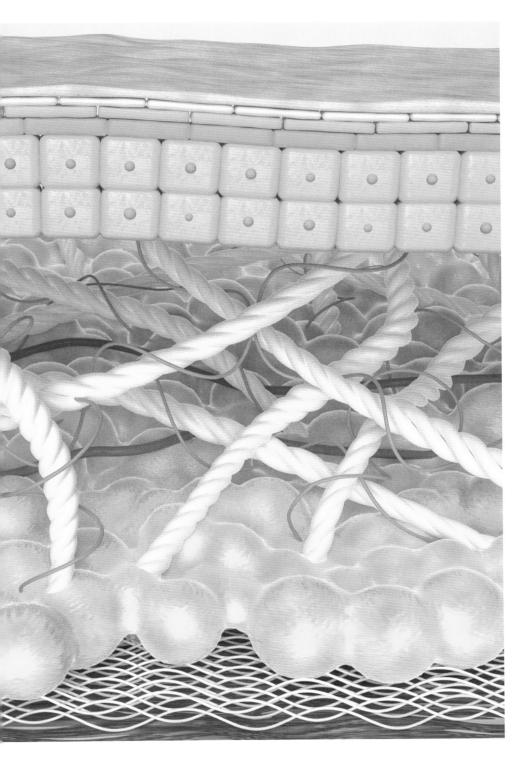

15

测谎仪的工作原理是什么？

测谎仪是一种能够测量人体生理反应的仪器。人在说谎时会感到紧张，由此会引发身体的某些变化，例如出更多的汗，呼吸频率发生改变，心率和血压也会改变。

一般人的皮肤上有大约260万个汗腺，其中有几千个在手上。将被测者的两根手指接上指板，测谎仪就能通过指尖的出汗量来测量"皮肤电反应"（GSR），即测量皮肤的导电能力。皮肤在出汗时比干燥时更容易导电，因此，人在说谎时往往比说真话时更容易导电。

早在中世纪，法官们就发明了一种测谎方法，只不过这种方法相当简单粗暴。他们会把面粉倒进嫌疑人的嘴里，并且相信，如果嫌疑人是无辜的，他就会分泌出足够的唾液把面粉吞下去；但如果他的嘴里太干，吞不下面粉，就会被认定为有罪。

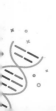

16

指甲会自行脱落吗？

真菌和细菌一样，在我们的身边随处都可能出现，但只有在人的免疫力变弱，或者皮肤上有伤口之类的情况下，真菌才会影响人的健康。

在生活中，指甲被真菌感染比较常见。真菌感染会影响一个或多个指甲，一开始通常没有疼痛感。随着感染越来越严重，真菌从指甲顶端向底部扩散。轻度的真菌感染只会导致指甲变厚和轻微变色。严重一些的真菌感染会导致指甲变成黄色、绿色或黑色，如果指甲松动了，上面还会长出白斑。有些真菌感染相当严重，甚至会导致指甲碎裂、脱落。

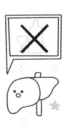

17

蛆能用来清理感染的伤口吗？

把蛆放在伤口上，听起来可能很不卫生，但当常规治疗没有效果的时候，用这种方法可以有效清理感染的伤口。自从 20 世纪抗生素被发明出来，使用蛆清理感染的伤口的疗法不再广受青睐，但现在，英国的一些医院在治疗下肢溃疡、压疮和其他手术伤口感染时，开始重新使用这种方法。

你或许会问，蛆能起到什么作用呢？把无菌的蛆放在感染的伤口上，它们会把死肉吃掉，留下健康的肉，这样一来，清理感染的伤口的时间就会大大缩短。有些细菌不会被蛆吃掉，但蛆会产生一些有益的化学物质杀灭这些细菌。

为了生产出无菌的蛆，需要把苍蝇关在一个密封的房间里，以肉为饲料，苍蝇便会在肉上产卵。这些卵经过消毒，然后长成无菌的蛆，随时准备着到伤口上大快朵颐！

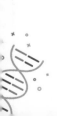

18

为什么有些人容易招蚊子？

蚊子会吸食人的血，但只有雌蚊子才会这样做。雄蚊子不吸血，只吸食花蜜和植物汁液，因此它们也不会传播疾病。雌蚊子通常会被人的气味和体温吸引，有时也会被人的外貌吸引。相比深色头发的人，它们似乎更喜欢金色头发的人，但这可能只是因为后者比前者更惹眼。

蚊子一旦盯上了某个人，就会飞到他的皮肤上，往皮肤里注入少量含有麻醉剂和抗凝血剂的唾液，然后开始吸血。唾液能够使蚊子的口器轻易穿透皮肤，还能够防止血液凝结，吸起血来更顺畅。人被蚊子叮咬后起的包其实是对蚊子唾液的过敏反应，最好不要抓挠，否则唾液就会扩散到皮肤更深处。

全世界每年都有很多人死于疟疾等由蚊子传播的疾病。然而，蚊子不会传播艾滋病病毒，因为这种病毒无法在蚊子体内存活。即便能存活，其携带量也可以忽略不计。

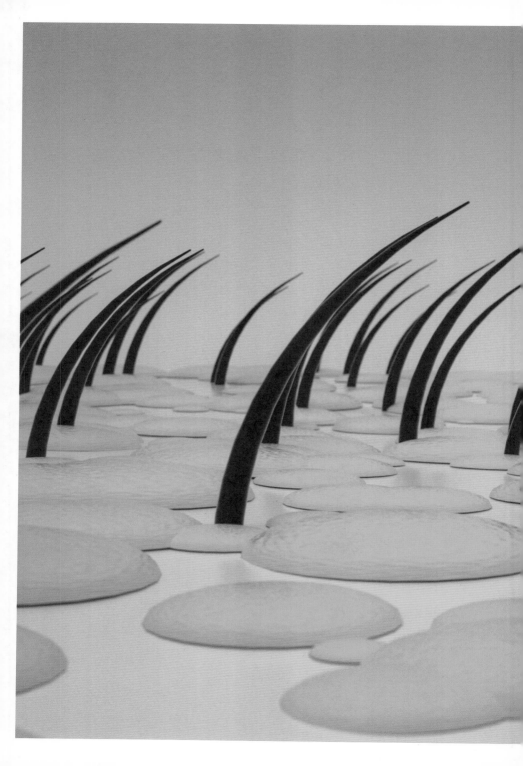

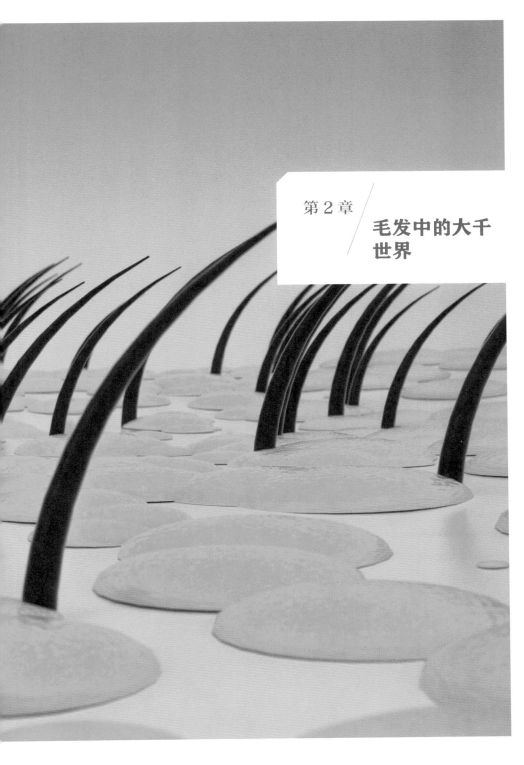

第 2 章 / 毛发中的大千
世界

19

睫毛根部会有虫子吗？

大多数人一想到皮肤和毛发根部寄生着虫子就觉得受不了，但事实的确如此，而且这些虫子通常能与我们和谐相处。当人们步入晚年，大多数人的睫毛根部都会寄生一种蠕动的、肉眼看不见的螨虫，叫作蠕形螨。如果你拔下一根睫毛，用多倍放大镜甚至显微镜观察，很有可能会看到一只微小的螨虫附着在睫毛根部。蠕形螨还能寄生在我们皮肤的毛孔里，以及面部的毛囊中，例如眉毛的毛囊中。

蠕形螨呈雪茄状，只有 0.1 ~ 0.4 毫米长，身体前部有 8 条粗短的小腿，所以爬行时相当缓慢。它们一旦接触到毛发，就会头朝下钻进毛囊。它们身体上覆盖的鳞片会将它们固定在毛囊中，以便它们用针状的嘴吃里面的死皮和油脂。幸运的是，蠕形螨在毛囊里只会进食，不会排便。

一只雌螨可以在一个毛囊里产好几枚卵。卵孵化成螨虫，发育成熟后离开毛囊，进行交配，然后找到一个新的毛囊产卵。每只螨虫可以存活几个星期，如果两个人的头发、眉毛或鼻子上的皮脂腺发生接触，就会造成蠕形螨的传播。

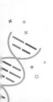

这种寄生在人们睫毛根部的螨虫通常是无害的，大多数人完全意识不到它们的存在。然而，如果一个毛囊里寄生了太多的螨虫，就会引起瘙痒，导致某些皮肤病，或出现睫毛脱落的情况。曾经有人在一个毛囊里发现了 25 只蠕形螨！在网上可以找到很多关于蠕形螨的照片。

20

真的有"大胡子女人"吗？

很少有女人脸上能长出足以蓄成大胡子的毛发，但有一个名叫维维安·惠勒的美国人，她从 1993 年开始蓄胡子，后来她的胡子有 27.9 厘米长。

为什么有些女人会具有如此明显的男性特征呢？这都要归因于激素。无论是男人还是女人，体内都会同时分泌雄激素和雌激素，而男人体内的雄激素通常比较多。雄激素会促进面部和身体的毛发生长。雌激素会抑制面部和身体的毛发生长。如果一个女人分泌了过多的雄激素，比如睾酮，就会导致毛发过度生长，甚至像男人那样长出大胡子，这种情况也被称为多毛症（hirsutism）。

青春期、孕期、更年期和压力大的时候，人体内的雄激素水平都会升高，这就有可能导致毛发过度生长。

历史上有好几个著名的大胡子女人，出生于墨西哥的朱莉娅·帕斯特拉纳就是其中之一。她以"大胡子多毛女"的身份在世界各地以演出为生。她就是因为患有多毛症，才会长出茂密的体毛。此外，她还深受牙龈肿胀和下颌突出的困扰。1860 年，她生下一个男孩，这个孩子遗传了她的症状，三天后就夭折了。没过多久，朱莉娅也去世了。

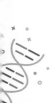

21

为什么有些人的头发是姜红色的？

有些人拥有姜红色头发、白皙的皮肤和雀斑，这些都是家族遗传的特征，尽管他们的父母可能并没有显示出这样的特征。一些科学家认为，造成姜红色头发的基因可以追溯至尼安德特人。大约 4 万年前，欧洲现代人的祖先从非洲来到欧洲，而在此之前，尼安德特人已经在欧洲生活了 26 万年。

我们的发色是由一种叫作黑色素的物质决定的。黑色素有两种，一种叫真黑素，一种叫褐黑素。晒太阳时，真黑素能使我们的肤色变深，保护皮肤免受紫外线的伤害。黑色的头发就是由真黑素造成的，而姜红色和褐色的头发则是由褐黑素造成的。姜红色头发的人体内分泌的褐黑素比真黑素多，因此他们的头发显示出姜红色，而且他们很容易晒伤。苏格兰是世界上姜红色头发人口比例最高的国家，有大约 13% 的人天生就有姜红色头发。

22

姜红色头发是否对健康有益？

科学家认为，相比金发或棕发的人，姜红色头发的人更能抵抗某些使人衰弱以及可能致命的疾病。因为姜红色头发的人往往肤色白皙，更容易吸收阳光中的紫外线，促进体内产生更多的维生素 D，预防佝偻病、肺结核等一系列疾病。就在 50 年前，佝偻病还是一种相当常见的疾病，它会导致人体骨骼软化和畸形。

然而，拥有姜红色头发的人也存在一些风险，例如，因为皮肤白皙而患皮肤癌的风险更高。

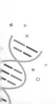

23

眉毛有什么用？

当我们出汗或淋雨时，弯弯的眉毛能够将汗水或雨水分引到脸的两侧，防止液体进入眼睛，使眼睛保持相对干燥。如果没有眉毛，人们在雨中行走就会很难受。汗水中含有盐分，如果进入眼睛就会产生刺痛。

我们的眉毛还可以用来表达情感。当有愤怒或惊讶等情绪时，眉毛的形态会发生明显的变化。

在 18 世纪，英国上流社会中的妇女流行佩戴用老鼠皮制成的假眉毛。这些赶时髦的人捉到老鼠后，剥下皮清洗干净，剪成眉毛的形状做成假眉毛，再用鱼皮和鱼骨熬制的胶水粘贴。

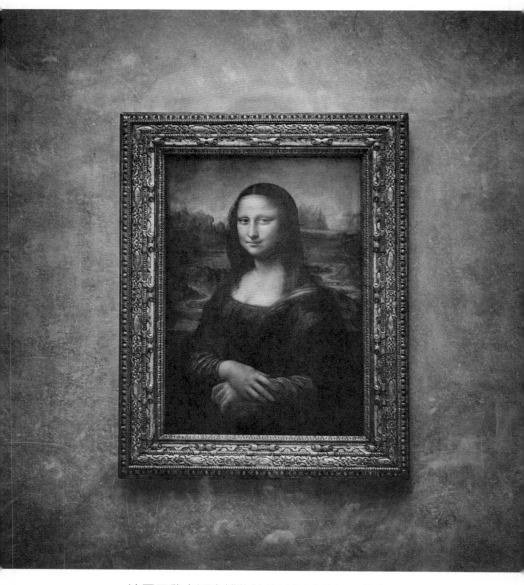

法国巴黎卢浮宫博物馆的油画《蒙娜丽莎》

24

蒙娜丽莎的眉毛怎么了？

没有人不知道列奥纳多·达·芬奇的名画《蒙娜丽莎》（Mona Lisa）的神秘微笑，这笑容所引发的争论已经持续了几个世纪。然而，蒙娜丽莎的另一个独特之处却被忽略了，那就是她没有眉毛。达·芬奇于 1503 年开始创作这幅画，历时 4 年左右才完成。据说，达·芬奇的模特是 24 岁的丽莎·盖拉尔迪尼（Lisa Gherardini），"蒙娜"（Mona）不是她的名字，而是"Madonna"的缩写，在作品名称的语境中是"女士""夫人"的意思。一些研究者认为，在那个年代，没有眉毛被视为时尚和魅力的标志，所以女人拔光眉毛很常见。还有一些专家认为，蒙娜丽莎没有眉毛只是因为达·芬奇根本没有完成这幅画。

1911 年，《蒙娜丽莎》在法国卢浮宫被盗，两年后才找回。据说，这两年里，有好多人跑到卢浮宫去看原本挂着《蒙娜丽莎》的空墙壁，比之前来看作品的人还要多！

25

长胡子也要缴税吗？

俄罗斯的现代化开始于彼得大帝统治时期。这位帝王最初的头衔只是彼得一世，1721 年，他宣布将自己的头衔改为彼得大帝。没有人敢反对他，因为他非常强壮，身材高大。他坚信俄国只有西化才能进步，由于当时欧洲男人都会把胡子刮得干干净净，为了督促俄国的男人刮胡子，他便开始征收每年 100 卢布的胡子税（不过教士、农民和女性可以免税）。后来，他又补充了关于用钝刀片刮胡子的处罚条例。此外，他还提出了很多稀奇古怪的税收方案，包括生育税、结婚税、埋葬税、盐税、帽子税、蜂巢税、床税、柴火税和饮用水税。

26

莎士比亚笔下的朱丽叶长什么样？

威廉·莎士比亚生活在伊丽莎白一世统治时期。在那个时代，典型的美女应该拥有浅色的头发、苍白的脸蛋、鲜红的嘴唇和红润的双颊。穷人家的女性通常在户外工作，肤色较深，因此苍白的肤色是财富和高贵的象征。在伊丽莎白时代，女性喜欢用藏红花、白屈菜、小茴香籽等植物的提取液将头发染成黄色。她们使用的口红和腮红是用一种名叫胭脂虫的昆虫制成的。她们往脸上涂的白色化妆品含有铅和醋，由于铅有毒，久而久之就会导致脱发。幸运的是，高额头也成为女性的一种时尚，然而铅中毒可能会带来更严重的后果，包括死亡。

当时，大多数人都很穷，很少洗澡，且营养不良。他们的头发可能又干又脏，长满了虱子，经常会得湿疹、溃疡、疥疮等皮肤病。由于几乎没有口腔护理的习惯，很多人都有蛀牙和口臭。在莎士比亚生活的时代，女性是不允许登台表演的，所以朱丽叶的角色会由化了白色妆容的小男孩来扮演。这种化妆品当然也是含铅的，因此许多小演员都非常不健康，脸上有严重的皮肤病。

27

虫子会吃人的毛发吗？

有些虫子几乎什么都吃，包括人的毛发。美洲蟑螂的体型很大，长约 3.81 厘米，棕褐色，长有翅膀。这种蟑螂常见于美国南部和热带气候地区，通常生活在下水道中。它们几乎什么都吃，包括皮革、书本、胶水、皮屑和脏衣服，还会趁着人们睡觉时啃咬他们的睫毛、眉毛、手指甲，甚至是脚指甲。

28

假发里会生虫子吗？

1667 年 3 月 27 日，英国作家塞缪尔·佩皮斯在他的新假发里发现了虱子卵，他感到相当不安，便在日记中写道：我去了天鹅剧场，并派人叫我的假发师杰瓦斯给我拿顶假发来。可他拿来以后，我却发现里面全是虱子卵，我很不高兴（这都是他的错），就叫他去把假发弄干净。

玛丽·安托瓦内特于 1793 年被斩首，在此之前，她是法国皇后。她喜欢穿奢侈的服装，并使佩戴巨大的假发成为一种时尚，有些假发大到让人无法在马车里坐直，只能躺下。女人们会连续好几个月戴着同一顶假发，也不清洗，只用头油来掩盖散发出的异味。这些假发里经常会生出虫子，甚至是小型啮齿动物。为了除掉这些讨厌的小东西，人们偶尔会把假发放进开水里煮一下，或者放进烤箱里烤一烤。

律师假发

Proposed Claimant

Proposed Defendant

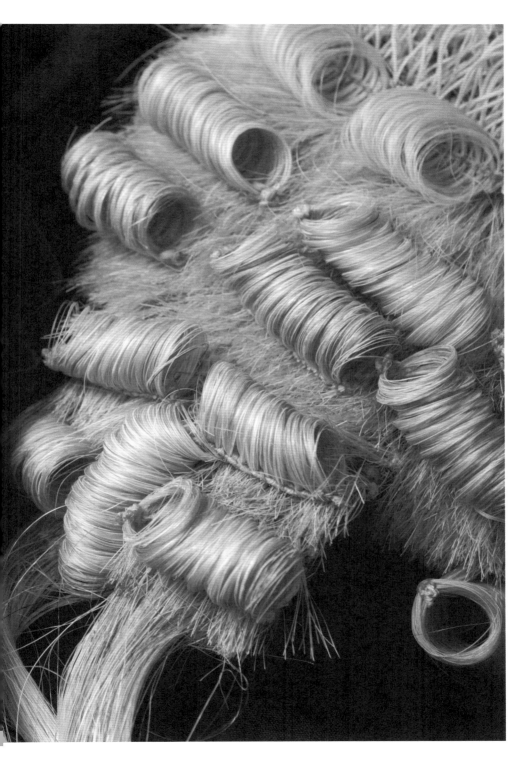

29

为什么头发会致人死亡？

有些人有咀嚼、吞食自己头发的坏习惯。吞下的头发会卡在胃里或肠道里并硬化，形成所谓的"毛发胃石"（简称"胃石"），导致胃梗阻、胃出血和胃穿孔。

1999 年，一个英国女孩在吃了大量自己的头发后，因为胃痛被紧急送往医院，医生从她胃里取出一个长 30.48 厘米、宽 25.4 厘米、厚 10.16 厘米的发团，大小、形状都很像一个橄榄球，把她的胃填得满满的。不幸的是，这个女孩还是在术后恢复期间死于内出血。

食物、黏液、头发、植物纤维或其他不能被身体消化的东西，被吃了以后都可能会形成胃石。在《哈利·波特与混血王子》一书中，罗恩中毒后，哈利用从羊胃里取出的粪石（胃石）救了他。在 17 世纪，上流社会的人经常喝含砷的饮料，所以很容易中毒，为了去除毒素，他们便把山羊、鹿或绵羊的胃石放进饮料中。现代研究表明，这种方法确实有效，因为含砷饮料中的有毒成分会附着在胃石里的硫化物上。

30

为什么古埃及人都剃光头？

在古埃及，男人和女人都剃光头。这样不仅可以保持凉爽，而且可以避免长虱子。起初他们用石刀剃头，后来改用青铜剃刀。娜芙蒂蒂是埃及历史上最著名的王后之一，她的脑袋就是光秃秃的。

古埃及人非常注重外表，而且喜欢戴假发。有钱人戴的假发是用真头发做的，所以很昂贵，而穷人只能戴用棕榈叶、稻草或羊毛做的假发。

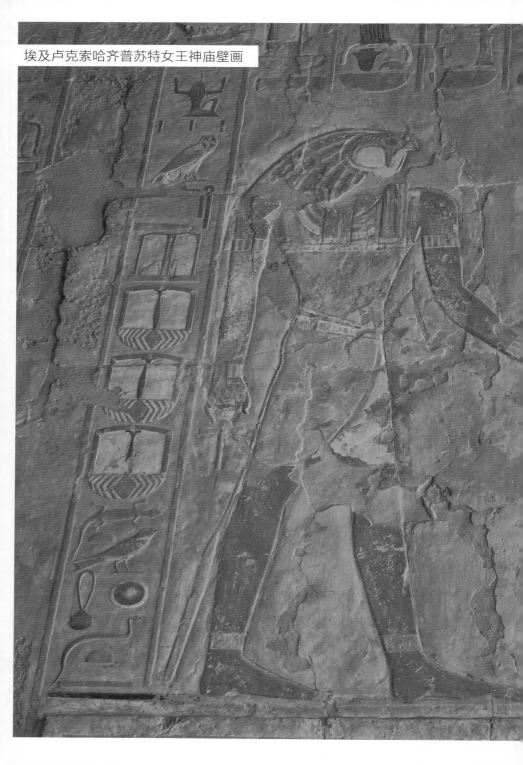

埃及卢克索哈齐普苏特女王神庙壁画

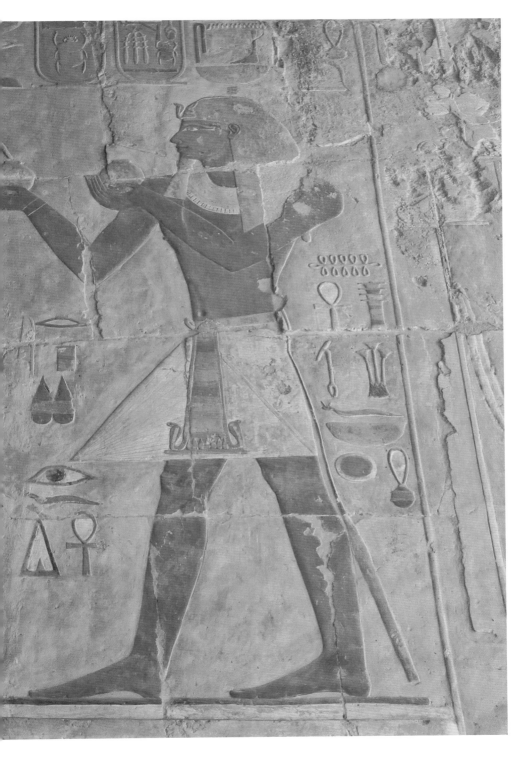

31

人死后头发和指甲会继续生长吗？

我们的头发和指甲都需要氧气和养分才能生长，这两种物质都是通过血液输送的。人死后，心脏停止跳动，也就无法再将血液输送到全身，头发和指甲便停止生长了。然而，死人的头发和指甲看上去确实会变长，但这并不是因为它们真的生长了，而是因为人死后皮肤会萎缩，头发和指甲也就显得更长了。

32

历史上流行过戴假胡子吗？

在14世纪，西班牙男人流行戴长长的黑色假胡子，因此，用来制作假胡子的头发也变得极其昂贵。然而，这也造成了一个社会问题——每个人看起来都长得一样，罪犯就能逍遥法外，而无辜的人却被关进了监狱。最后，国王为了解决这个问题，立法禁止人们再戴假胡子。

英国考古学家霍华德·卡特曾于1922年发现了著名的埃及法老图坦卡蒙的陵墓。而早在1902年，他便在帝王谷发现了哈特谢普苏特的陵墓。哈特谢普苏特出生于公元前15世纪，是埃及为数不多的女法老之一。埃及人并不认为女人可以当法老，因此她女扮男装，穿着传统的男法老服装，并戴着假胡子，还率领她的军队作战。她统治了埃及大约15年，直到公元前1458年去世。

33

为什么比约恩·博格喜欢留胡茬儿？

瑞典著名网球选手比约恩·博格因其留的胡茬儿而闻名，但他留胡茬儿并不是为了显得时尚。博格是个非常"迷信"的人，他坚信胡茬儿会给他带来好运，而一旦在温布尔登网球锦标赛之前刮了胡茬儿，他就会无缘冠军。或许是这招奏效了，他曾连续五年赢得温布尔登网球锦标赛的冠军，直到1981年被一头卷发、胡子刮得干干净净的约翰·麦肯罗击败。

博格的家人也很"迷信"。1979年，他的祖父一边钓鱼一边用收音机收听法网公开赛的决赛，当时，博格正在与巴拉圭选手维克多·佩奇对抗，就在他赢得一分的同时，祖父刚好向水中吐了一口口水。于是，祖父认为是这口口水帮助博格赢了一分，便在接下来的赛事中不停地吐口水，以至于回家时嗓子都疼了。那场比赛，博格赢了四局。

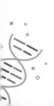

34

铁器时代的人用发胶吗？

2003 年，爱尔兰中部的泥炭沼泽中出土了一些保存完好的人类遗骸。这些人曾经生活在 2000 多年前的铁器时代，他们显然是那个时代的有钱人，因为身上没有从事体力劳动的痕迹。他们的指甲和头发保存得很好，科学家们甚至可以观察出其中一人精心修剪过指甲，还有一人则用发胶弄了个莫西干发型。这种发胶是用植物油和松树树脂混合而成的，而且可能是从法国进口的。

尽管这两个人似乎是有钱人，但不幸的是，有证据表明，他们是在 20 岁出头时被折磨致死的。据推测，他们之所以被杀，要么是受到了惩罚，要么是被当作了宗教仪式上的祭品。

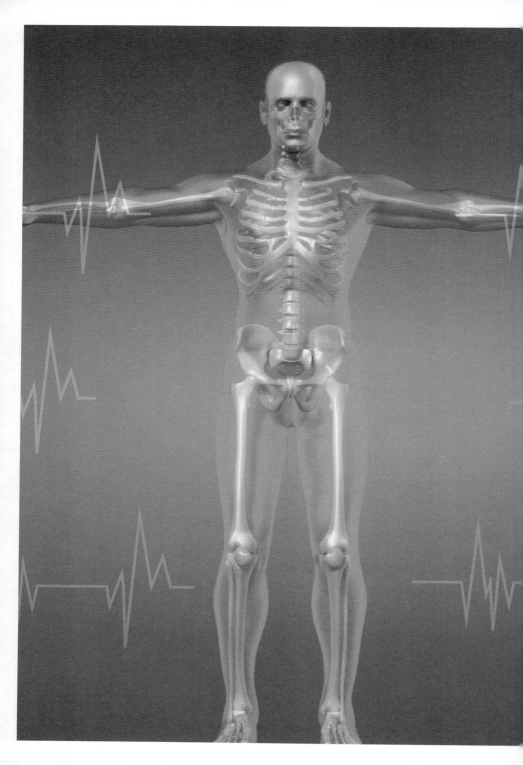

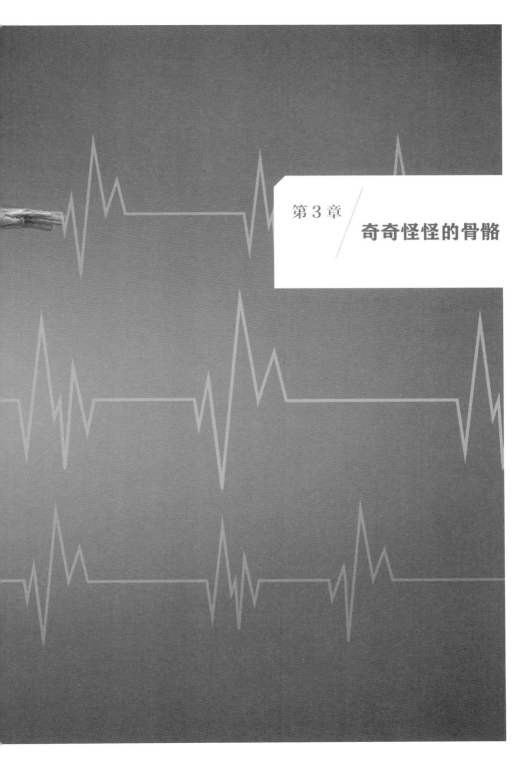

第 3 章

奇奇怪怪的骨骼

35

在颅骨上钻孔能治疗疾病吗？

环锯术是一种在颅骨上钻孔的医疗手段，它的历史可以追溯至石器时代——考古学家已经发现了公元前3000年的钻孔颅骨。在石器时代，环锯术是用磨尖的石头实施的。手术后，切割下来的头骨碎片通常会被收集起来，打磨抛光，佩戴在身上以防止疾病。

古埃及人使用木槌和凿子实施环锯术。他们认为，这个手术有助于缓解因强烈击打而造成的颅内出血等产生的压力。到了中世纪，人们则认为环锯术可以将附体的恶灵从头顶驱逐出去。

现代环锯术的创始人是荷兰医生巴特·休斯。1962年，休斯提出，大脑中的血液量决定了人的意识状态。他认为，人类进化到直立行走后，心脏位于大脑下方，这让人类的意识状态无法达到足够的高度。环锯术可以使血液在大脑中畅流无阻，从而提高人的清醒度和注意力，使人达到更高的意识状态。

经过多年的实验后，休斯医生于1965年成功实施了环锯术。接受过环锯术的人都说自己比以前更容易集中注意力了，而且在

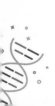

术后的很长一段时间内感觉良好。

尽管如此，有医生指出环锯术存在严重的风险，如产生血栓、感染和脑损伤。尽管大脑本身感觉不到疼痛，但切开颅骨、肌肉和皮肤的过程会令人非常痛苦。当然，也没有确切的证据能够证明环锯术对改善身体状况、保持头脑清醒真的有效。

36

为什么我们按压指关节会发出咔嗒声？

很多人觉得按压关节时发出的响声是骨头相互摩擦造成的，听起来让人很不舒服。事实上，这种声音是关节里的气体引起的。

我们的关节里有一种叫作滑膜液的东西，它就像润滑油一样，起到润滑关节的作用。滑膜液中含有氧气、氮气和二氧化碳。研究表明，当你按压关节时，相邻的骨头会被拉开，包裹着关节的关节囊也会随之被拉伸，滑膜液会从关节的一端涌向另一端，从而形成一个空隙，这个空隙又会迅速被气体填满。正是因为气体快速移动，所以才会发出响声。要想让同一个关节再次发出响声，就必须等到气体回到滑膜液中，这就是为什么我们无法连续两次按响同一个关节。

37

法国国王查理八世的脚趾有什么独特之处?

据说在 15 世纪末，法国国王查理八世（Charles Ⅷ）的一只脚长了六个脚趾。在他的引领下，穿非常宽的鞋子成了一种时尚。这种鞋子看起来像鸭嘴一样，因此被称为鸭嘴鞋或熊掌鞋。随着时间的推移，鸭嘴鞋变得越来越宽，穿在脚上走起路来摇摇晃晃。

38

成年人的骨头比婴儿的多吗？

新生儿的骨骼由 300 多个部分组成，其中大部分是软骨。随着年龄增长，大部分软骨又会长成骨头，这一过程被称为骨化。在婴儿成长过程中，一些骨头会融合在一起，形成更大的骨头。成年后，人的骨头就只有 206 块了。

39

为什么一些遗骸上有毛发？

毛发的主要成分是一种叫作"角蛋白"的蛋白质，我们的指甲和皮肤中也有角蛋白。"角蛋白"这个词源自希腊语"keras"，意思是"号角"，事实上，犀牛角的主要成分也是角蛋白。角蛋白不溶于水，这就能解释为什么浴室的排水孔总是会被毛发堵住。角蛋白是一种坚韧的物质，就连那些能够溶解普通蛋白质的酶都拿它没办法，因此，尸体上的毛发会比肌肉、皮肤和内脏留存更长时间。

1983 年，英国柴郡的泥炭沼泽中出土了一具男性遗骸。科学家认为，死者是生活在铁器时代的人。由于他是在一个名叫"林多"的地方被发现的，便被命名为"林多人"。与以往出土的沼泽遗尸不同，他的胡子保存完好，可以看出在死前几天刚刚被修剪过。据遗骸状况推测，林多人应该是死于暴力。

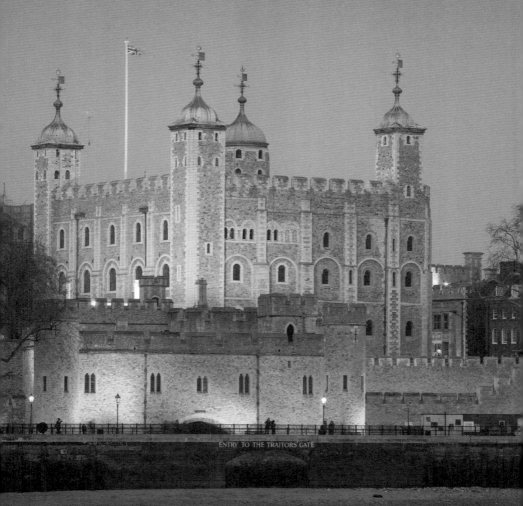
英国伦敦塔

40

伦敦塔楼梯下的骨头是谁的？

1674 年，工人们在伦敦塔的一段楼梯下发现了一个木箱，里面装着两具小男孩的遗骨。人们认为，这两个小男孩应该是英国国王理查三世的侄子。

1483 年，爱德华四世去世，他 12 岁的儿子爱德华即位。爱德华四世的兄弟格洛斯特公爵理查奉命辅佐新王爱德华五世。年幼的国王和他 9 岁的弟弟与叔叔理查一起住在伦敦塔。随后，理查囚禁了两个侄子，篡夺了王位，成为理查三世。据称，他命人在伦敦塔杀死了两个男孩。托马斯·莫尔爵士曾在自传中写道，国王下令用枕头将那两个孩子闷死。遗骨被发现后，被送往威斯敏斯特教堂，并保留至今。

41

为什么一些部落女性的脖子上戴着铜圈？

泰国克伦部落的女性会在脖子上佩戴很多铜圈，这一做法最初是为了保护她们的脖子免受老虎的攻击。渐渐地，拥有 30 厘米长的脖子并且戴满铜圈，在部落中就成了美女的标志。

部落中的女孩子在 5 岁生日的时候，会戴上第一个沉重的铜圈，此后每过几个月就会加上一个，直到脖子长到 30 厘米长。一些成年女性脖子上的圈足有 12.7 千克重。

实际上，铜圈并不会让脖子变长，而是会把肩膀往下压，使脖子显得更突出。戴了一段时间铜圈后，脖子上的肌肉就会失去作用——如果摘掉铜圈，连头都抬不直。那些从小就佩戴铜圈的女孩子，脖子上的肌肉没有机会正常发育，摘掉铜圈后甚至会有窒息的风险。

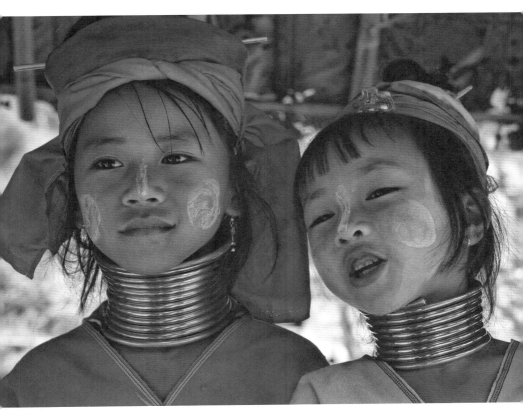

泰国克伦部落的两个女孩

42

以前的鞋店真的可以照 X 光吗？

20世纪 30 年代至 50 年代，英国的鞋店里常配备试鞋荧光仪。这种仪器的主体是一个竖着的木头柜子，底部有个开口。客人把脚伸进去后，透过柜子顶部的观察孔就能看到脚部骨骼和鞋子轮廓的荧光图像，以此判断新鞋的大小是否合脚。当脚放在仪器里时，实际上是放在了一根 X 射线管上。自从人们意识到 X 光对人体有害，这种仪器的使用就越来越少了。

此外，X 光也被用来治疗扁桃体感染，有数千名儿童接受了这种治疗。直到几十年后，人们意识到这种治疗可能会导致甲状腺癌。

如今，X 光被广泛用于观察身体内部的情况。使用非常少量的辐射就能生成高质量的 X 光图像，只要有适当的管理，对人体的危害就会很小。

43

"象人"得的是什么病？

约瑟夫·凯里·梅里克，又名约翰·梅里克，他更广为人知的名字是"象人"。早在幼年时期，他的身体就产生了奇怪的畸形，胸口垂着满是褶皱的疣状皮肤，头部等身体部位异常巨大，除了左臂和生殖器，整个身体都受到了影响。他被弗雷德里克·特雷维斯医生发现后，进入英国皇家伦敦医院接受治疗。1890年，27岁的他在睡梦中意外窒息而死。

梅里克的骨骼至今仍然保存在皇家伦敦医院，但没有公开展示。1987年，有报道称，歌手迈克尔·杰克逊出价100万美元，想要购买梅里克的骨骼，但被院方拒绝了。

梅里克所患的疾病被称为普洛提斯综合征。普洛提斯是希腊神话中的一个神，能够变身成不同的样子来躲避敌人。普洛提斯综合征会导致手、脚和颅骨过度生长，皮肤增生变硬，还会得各种良性肿瘤。这种疾病非常少见，自1979年迈克尔·科恩医生确认该病症以来，只有大约200例报告病例。梅里克的情况也属于极其严重的。研究人员一直努力探索普洛提斯综合征的病因，目前尚无专门的治疗方法，只能通过手术切除身体过度生长的部分。

44

人体能自燃吗？

所谓人体自燃，就是人在没有任何外界的火和热的情况下突然自行燃烧起来，这是一种神秘且备受争议的现象。有报道称发现了烧死的人，身体被烧焦了，但是周围的家具却没有着火的痕迹。数百年来，这种现象一直是个谜，对其的解释众说纷纭，有球状闪电的说法，也有肠道内积聚甲烷的说法。

现代科学家认为，"灯芯效应"理论或许可以为此提供答案。该理论认为，在某种罕见的特定情况下，人体可以像蜡烛一样燃烧。比如，点燃的香烟可以成为火源，人体内的脂肪则可以成为燃料，使人体不断燃烧。曾有研究人员做了一项实验来验证灯芯效应。他们用裹着布的死猪模拟穿着衣服的人，猪被点燃后，烧了好几个小时，烧焦以后的样子和自燃事件中烧焦的人体非常相似。科学家们认为，这说明了被击昏的人是如何发生人体自燃的，以及为什么只有富含脂肪的部位被烧了，其他部位却完好无损。

45

人类曾经有尾巴吗？

许多进化论者认为，人类的祖先是有尾巴的。事实上，4 到 7 周大的人类胎儿确实有尾巴，但在发育过程中会被身体吸收。成年人的脊柱底端则长着尾骨，通常由四块小骨头组成。

1901 年，美国一所大学的解剖学副教授、医学博士罗斯·格兰维尔·哈里森提到了一个特殊的婴儿，他各方面都很健康，只是长着一条尾巴，出生时有 3.81 厘米长，3 个月后长到了将近 7.6 厘米。当婴儿咳嗽、打喷嚏或被激怒时，尾巴就会动。最终，哈里森医生为其切除了尾巴，并发现它覆盖着普通的皮肤，里面含有脂肪、神经、血管，以及一些肌肉，这解释了尾巴是如何运动的。

一个名叫钱德雷·奥拉姆的印度人因为长着一条约 33 厘米长的尾巴而备受当地人的尊重。他的追随者们认为他是印度教猴神哈奴曼的转世，甚至有人声称摸了他的尾巴后，自己的疾病就痊愈了。医生们则认为，奥拉姆的尾巴是由先天性脊柱裂引起的，根源是胚胎期脊柱发育异常，医生建议他通过手术切除尾巴，但是遭到了他的拒绝。

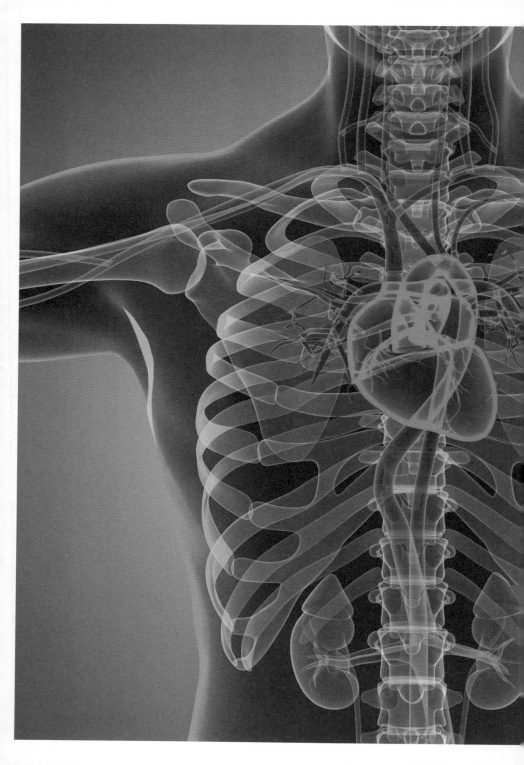

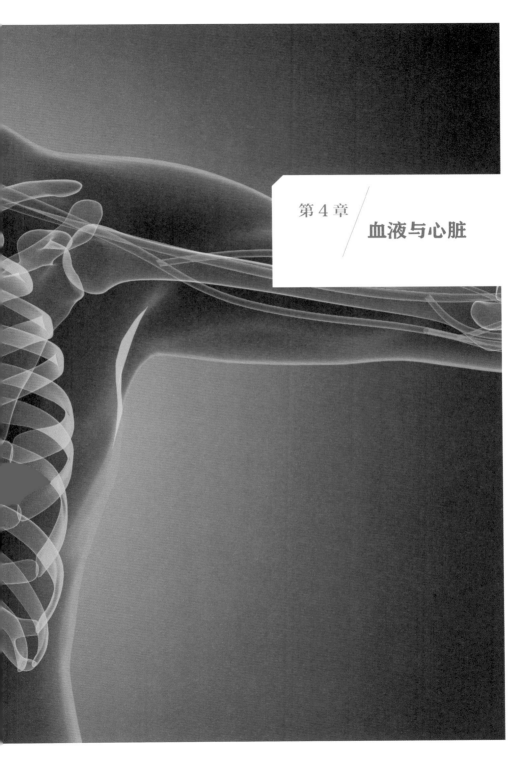

第 4 章 / 血液与心脏

46

什么是放血治疗？

公元前 1 世纪到 19 世纪中叶，放血是医生最主要的治疗方法。医生会用剪刀或手术刀等工具将患者的血管割破，让血液流进一个器皿里，直到患者晕倒，总共要放掉几品脱（1 品脱约为 568.26 毫升）的血液。

中世纪时，放血通常由理发师实施。这就是为什么老式理发店的门口会有一根红白蓝相间的条纹柱子——红色象征动脉，白色象征绷带，蓝色象征静脉。理发及外科医生公会的成员会获得动刀的许可，这意味着他们不仅有资格刮掉你的胡子，而且有资格切断你的腿。理发师检查患者时通常要取尿样。然后用一个被称为尿轮的图谱进行对比，通过尿液颜色的深浅来判断患者的健康状况。如果你的尿液颜色很深就糟了，因为这可能是死亡的预兆！理发师经常还会闻一闻或尝一下尿液，然后给出饮食上和运动上的建议，开具泻药或利尿剂，或者进行催吐、放血等治疗。

放血疗法致死的案例并不少见。美国首任总统乔治·华盛顿在治疗喉咙发炎时，24 小时内被放血 4 次大量失血，不久就去世了。诗人拜伦也于 1824 年在放血治疗中因失血过多而死。

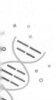

47

水蛭能够治疗断肢吗？

从中世纪到今天，水蛭被用于治疗多种疾病。在中世纪，水蛭疗法盛行，有些人以抓水蛭卖给医生为生。水蛭曾经生活在英国的湖区和萨默塞特平原等沼泽区域。抓水蛭的人要光着腿下水，在芦苇丛中行走，等待水蛭附到他的腿上来。被水蛭咬上一口会有点不舒服，还会在腿上留下一个印记。每次被水蛭咬伤，都会失血大约150毫升，所以抓水蛭的人会感到头晕。此外，水蛭会让人感染上"嗜水气单胞菌"，引起腹泻和发炎。

在19世纪，水蛭被用于治疗感冒、炎症等各种疾病。医生会在患者发炎或疼痛的部位放上大量的水蛭。

水蛭疗法在19世纪备受推崇，以至于水蛭在欧洲成为濒危物种，"水蛭"一词也成了医生的俚语称呼。直到人们发现水蛭上有细菌等微生物的存在后，水蛭疗法才逐渐被弃用。如今水蛭疗法再度流行起来。

现在，水蛭常被用于皮肤移植后的修复或恢复血液循环。水蛭的唾液中含有能够麻醉伤口和扩张血管的成分，可以增加血流量，防止血液凝固。在断肢重接等手术中，由于静脉壁很薄，而且往往严重受损，接合静脉很困难。例如，在重接断指时，如果血液不能自由流动，就会淤塞或凝滞，导致手指颜色变得青紫，直到组织最终坏死。在这种情况下，医生就会把水蛭放在淤血部位来刺激血液流动，消除血液凝滞。仅仅一只水蛭的功效就可以持续几个小时。

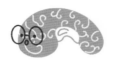

48

吸血鬼德古拉真的存在吗？

1897 年，小说家布莱姆·斯托克出版了著名的吸血鬼小说《德古拉》，书中的主人公德古拉会咬人的脖子并吸血。这个人物显然是虚构的，但人们认为其原型是一个生活在 15 世纪的邪恶男人，他的名字就叫德古拉。

中世纪时，欧洲中部有一个叫瓦拉几亚的大公国。在 15 世纪，瓦拉几亚的统治者是弗拉德三世，他喜欢人们称他为德古拉。他希望自己的领土内没有罪犯、敌人，以及任何他认为不理想的人。

他曾邀请国内的穷人、病人和残疾人参加一个盛大的宴会，并告诉他们将来不会再有饥饿、愁苦和疼痛。在他们吃饱喝足后，德古拉离开大厅，命令士兵封锁大门，放火烧死了所有人。

这位德古拉虽然没有吸人血，但他确实以折磨人为乐，他会用木制长矛刺穿敌人，让他们在痛苦中慢慢死去（因此他还有一个绰号叫"穿刺大公弗拉德"）。他用这种方式杀死了很多人，还喜欢把死者摆成各种阵形，让他们看起来"有艺术感"。

1476 年，德古拉在战斗中死去，他的头被挂在一根柱子上示众，身体其他部分被埋在一座修道院里。然而考古学家在 20 世纪 30 年代挖出他的棺材时，却发现里面是空的！

49

心脏离开身体还会继续跳动吗？

在1984 年上映的电影《夺宝奇兵 2：魔域奇兵》中，人的心脏离开身体后仍在继续跳动。现实中，要把心脏取出来可不是一件容易的事。不过，取出的心脏确实会继续动，但用"跳动"这个词不太准确，它只会跳动几秒钟，然后开始不规律地快速颤动，大约持续 3 到 5 分钟。

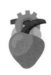

50

臭虫是怎么咬人的？

臭虫会咬人，不过它们很少会把人咬伤。臭虫的身体大致呈椭圆形，能长到大约5毫米，没有翅膀，但爬得很快。它们喜欢生活在人睡觉的地方附近，包括床垫、床架、地毯、地板，以及它们能找到的任何缝隙中。

臭虫通常在夜间咬人，它们的口器特别适合刺穿皮肤和吸血，但因为咬得很轻，所以人的疼痛感不大。臭虫在吸血的时候会往人体内注入含有抗凝血剂的唾液，这样血液就不会凝结，可以源源不断地被吸出来。

51

心脏移植真的能改变人的兴趣吗?

关于器官受捐者是否会表现出捐赠者的兴趣,医学界观点不一。尽管许多专家对这一现象持怀疑态度,但一些坊间传闻为此提供了证据。

美国人克莱尔·西尔维亚在四十多岁时患上了一种无法治愈且不断恶化的心脏病,只能在家里等待死亡降临。心脏和肺部移植是她唯一的希望。终于,她等来了移植器官,捐赠者是一个在车祸中死于头部重伤的 18 岁男孩。

幸运的是,移植手术很成功,克莱尔活了下来,但她发现自己的兴趣发生了某些变化。她爱上了以前并不喜欢吃的啤酒和鸡块。她还会做一些奇怪而清晰的梦,梦里有一个她不认识的年轻男子。尽管手术前她是异性恋者,但她开始对女性感兴趣,尤其是金发女郎。她与捐赠者的家人见了面,证实了这些新的特征与捐赠者生前相符,而她梦见的那个年轻男子可能正是捐赠者本人。

威廉·谢里登是一名退休的餐饮经理,在接受心脏移植手术之前毫无艺术天赋。手术后,他却发现自己拥有了艺术才能,能创作漂亮的野生动物和风景画作。后来他才知道,心脏的捐赠者是一位艺术家。

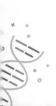

52

为什么跑步运动员要在高海拔地区训练？

在海拔很高的地方，空气中的氧气含量比海平面地区的要低。因此，为了保证摄氧量，人在高海拔地区会加速呼吸。然而，在高海拔地区待上几天后，人体就会开始通过其他方式来帮助细胞获取更多氧气。其中一种方式就是制造更多的红细胞。研究发现，长期在高原生活，攀登过珠穆朗玛峰的登山者，体内的红细胞比普通人多出了66%。血液中的红细胞越多，就越能给整个身体输送更多的氧气。

许多专业跑步运动员为了提高体内的红细胞含量，会在高海拔地区进行训练。这样，在低海拔地区比赛时就能表现得更好。不过，只要在低海拔地区待上两到三个星期，红细胞的含量就又会恢复到正常水平。

53

淋雨会感冒吗？

坐在风口不一定会感冒，寒冷的天气、湿漉漉的头发以及站在雨里也不一定会让人感冒。在一项专门的研究中，受试者在雨中行走，然后回到一个没有暖气的房间，甚至不能用毛巾擦干身体，只能又冷又湿地待在房间里。尽管如此，这组受试者并没有因此而患感冒。

感冒大多数情况下是由病毒引起的。能够引起感冒的病毒有 200 多种。北极和南极是相对无菌的环境，所以因纽特人很少感冒，而极地探险家们也说，除非被人传染上了病毒，否则不会感冒。

感冒病毒是通过人来传播的，比如打喷嚏后的飞沫传播，但更常见的是通过物体接触进行传播。例如，一个感冒的人揉了揉鼻子后摸了门把手，另一个人摸了同一个门把手后又揉了揉自己的鼻子。瞧！病毒就这样传播开，感冒就要来了。

冬天，人们更喜欢待在室内，这意味着与他人近距离接触的时间更多了，再加上窗户也总是关着，病毒都集中在室内了，于是患感冒的概率也就变大了。

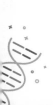

54

疯狂的乔治王有多疯狂？

乔治三世国王是 18 世纪的英国统治者，也被称为"疯狂的乔治王"。他患有卟啉病。这是一种罕见的血液病，是血液中堆积一种名叫卟啉的物质导致的。这种疾病会引发皮疹、腹痛和精神错乱。

乔治王失去理智的那段时期给人们留下了深刻的印象。他有时会疯得很厉害，不得不被穿上拘束衣，用铁链绑在椅子上。有一次，他扯下假发，光着身子激动地跑来跑去。还有一次，他乘坐马车经过温莎公园时，突然让车夫停车，下车后他走到一棵橡树前，和一根树枝握了握手，又对着树说了几分钟话，他以为自己是在跟普鲁士国王说话。尽管得了病，他还是活到了 80 多岁，不过去世时又瞎又聋又疯。

最近有证据表明，乔治王的发疯可能是中毒引起的。经过化验，他的头发里含有大量的砷，比正常含量高 300 倍，而砷就是能够引发卟啉病的物质之一。研究人员研究国王的病历还发现，他直到 50 岁才开始发疯。病历中提到国王使用的润肤露和假发粉都含有砷。他还服用了一种含砷的药物来控制自己的疯病，这似乎反倒让他的病情更严重了。

55

输血时弄错了血型会有什么后果？

1667 年，法国国王路易十四的医生让·丹尼斯进行了史上第一次人体输血。他给一个发热的 15 岁男孩输了 255 毫升的羊血。输血前，男孩似乎彻底丧失了意识和记忆，身体沉重无力，什么都做不了，而输血后，他明显露出了笑容。然而，男孩情况的改善大概是因为身体已经战胜了感染，而不是因为羊血的作用。六个月后，丹尼斯又进行了一次输血手术，他给患者输了一头小牛的血，可惜这一回没有成功，患者输了三次血后就死了。

通常所说的血型是根据红细胞膜上特异性抗原类型对血液进行的分类。1901 年，卡尔·兰德斯坦纳想要弄清楚为什么输血有时可以挽救生命，有时则会导致死亡。他根据研究，创立了被称为"ABO 血型系统"的血型分类方式，提出人体血型主要有四种，分别是 A 型、B 型、AB 型和 O 型。

每个人的血型都是从父母那里遗传来的。在英国，O 型血是最常见的血型，这种血型被称为"万能血"，因为它可以被输给任何血型的人。如果患者本身是 O 型血，就只能接受 O 型血。AB 血型的人被称为"全适受血者"，因为这种血型的人可以接

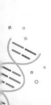

受所有血型的血液。

血浆是血液中的液体部分，主要成分是水。血浆中含有多种物质，负责向全身输送氧气的红细胞就是其中之一。血型差异是由抗原和抗体这两种蛋白质分子决定的，抗原存在于红细胞表面，抗体存在于血浆中。在不同人的身体里，这两种分子的类型和组合也是不同的。

输血时，如果供者和患者（受者）的血型不相容，可能会导致这些血液中的红细胞凝结起来，形成血块，堵塞血管，阻断整个身体的血液循环，对患者造成致命的后果。

56

疫苗的工作原理是什么？

每年都有数百万人因接种疫苗而免于疾病或死亡。利用疫苗的原理，首次人工牛痘接种预防天花的是爱德华·詹纳医生。他注意到，挤奶女工只要得过牛痘就不会得天花。牛痘是一种不严重的疾病，可天花却是致命的。他给一名 8 岁男孩注入了牛痘脓疱中的浆液，这个男孩得了牛痘几周后就痊愈了，然后又在他的手臂上接种人类的天花痘浆。不出所料，男孩果然没有任何天花症状。这是因为牛痘病毒与天花病毒非常相似，人体的免疫系统无法分辨两者的差异。此后，詹纳推广接种牛痘疫苗，使更多的人免受天花的致命伤害。

人体的免疫系统能够"记住"病原微生物（病毒和细菌等），疫苗正是利用这一特征，使免疫系统做好抵抗疾病的准备。人体注射预防某种疾病的疫苗后，不必患上这种疾病就能获得免疫力。常见的疫苗含有已经灭活或减毒的病原微生物。例如，有两种抗伤寒的疫苗，其中一种含有已经灭活的伤寒沙门氏菌，另一种含有已经减毒的活性沙门氏菌。尽管疫苗中已经发生变化的病原微生物不会引起疾病，但能刺激免疫系统作出反应的抗原依然存在。

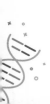

接种疫苗后，人体内的 B 淋巴细胞（白细胞的一种）就会识别出疫苗中的抗原。然后，B 淋巴细胞就会像身体真的感染了病原微生物一样作出反应，迅速增殖，并演变成浆细胞。与此同时，体内会产生记忆细胞。由浆细胞产生的抗体会附着在病原微生物上，并让病原微生物失活。随着时间的推移，抗体水平会逐渐下降，但记忆细胞会在体内存在很多年。此后，一旦身体接触到同样的病原微生物，记忆细胞和抗体就会在很短时间内将其识别出来，并进行抵抗。

57

人没有了脾脏还能活着吗？

成人的脾脏位于腹部左侧，胃的后面，呈扁平椭圆弯曲状。脾脏是血液的存储库，当身体其他部位因为出血等原因需要血液的时候，脾脏就会迅速为其提供血液。

脾脏很容易因为创伤而受损，引发出血，这时必须马上将其切除。没有脾脏，人仍然可以存活，但由于脾脏能够产生专门的白细胞来抵抗感染，所以切除脾脏后，身体对感染的抵抗力就会降低。

58

伤口被狗舔过后会愈合得更快吗？

狗的唾液中含有抗菌成分，能够抵御某些致病的细菌，因此狗妈妈舔舐刚出生的小狗，就是在帮助它们抵御疾病。狗妈妈还会舔舐自己的乳头，也是为了让小狗远离疾病。

有证据表明，狗的唾液能够预防大肠杆菌，这种细菌会使人严重腹痛和腹泻，而且可以通过食物或饮料传播。狗的唾液并不是一种有效的抗菌剂，也不能用来治疗人的伤口，因为里面还含有很多对人体有害的细菌。

20 世纪 50 年代的一项研究表明，狗的唾液中含有一种名为表皮生长因子（EGF）的蛋白质，能够加速伤口愈合。狗舔舐自己的伤口时，就是在不断地涂抹这种蛋白质，从而缩短愈合的时间。当医生将表皮生长因子直接应用于人的伤口时，却发现没有任何效果，因为人体含有的酶能在几分钟内将它们破坏掉。

59

经常运动会对心脏产生什么影响?

人在静止状态时, 脉率 (也称为静息心率) 为每分钟 60 到 100 次。经常运动会让人体发生一些变化, 比如心肌等肌肉的体积增大, 变得更加强健, 每一次心跳都能推送更多血液, 因此脉率也会降低。运动时, 受过训练的人的心脏每分钟能推送大约 30 升血液, 而未受过训练的人的心脏每分钟只能推送大约 21.5 升血液, 因此前者的脉率比后者低得多。曾七次赢得环法自行车赛冠军的运动员兰斯·阿姆斯特朗退役前的脉率只有每分钟 32 到 34 次。研究表明, 经常运动, 心脏的体积也能增加。

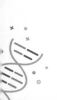

60

人体内的所有血管连在一起能有多长？

血管是身体里负责输送血液的管道，由动脉、静脉和毛细血管组成。据估计，人体内的血管连在一起约有 9.6 万千米。地球在赤道处的周长约为 4 万千米，因此，人体内的血管连起来能绕地球赤道两周多！

人的一滴血里含有数百万个红细胞，而人体内的大多数血管都是微小的毛细血管，因此在狭窄处红细胞只能逐个通过。

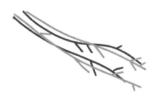

61

腰粗会增加患心脏病的风险吗？

研究表明，腰特别粗的人患 2 型糖尿病和心脏病的风险最高，而超重也是 2 型糖尿病的主要致病因素。胰岛素是胰腺分泌的一种物质，能够调节血液中的血糖水平，人的脂肪细胞越多，对胰岛素的抵抗力就越强。2 型糖尿病患者就是因为体内的细胞对胰岛素产生了抵抗，导致血液中的胰岛素牌相对缺乏的状态。尤其是堆积在腰部的脂肪细胞会分泌出能够破坏胰岛素系统的化学物质。减肥能够促使细胞对胰岛素产生反应，从而将身体的血糖水平恢复到正常范围。

科学家认为，腰围比体重更能准确预测一个人患 2 型糖尿病和心脏病的风险。腰围超过 89 厘米的女性和腰围超过 101 厘米的男性患心脏病和糖尿病的风险都很高。还有人提出，即使是腰围只有 94 厘米的男性和腰围只有 81 厘米的女性，患这些疾病的风险也会显著提高。

2001 年的一项研究对 9913 名年龄在 18 岁到 74 岁之间的人进行了调查，最终得出结论，腰围维持在 89 厘米以下才能最大限度地保持健康，肚子大的人面临的健康风险也大。

30 岁以上的汤加人中有 92% 的人超重或肥胖，这影响了整个国家人口的健康水平。汤加近 20% 的成年人患有糖尿病，与饮食相关的疾病的死亡率是英国的 10 倍。汤加人的饮食中含有大量的饱和脂肪，他们喜欢吃的咸牛肉的脂肪含量是英国人通常吃的牛肉的两倍。他们还经常吃一道名为"羊肉皮瓣"的菜，主要原料是羊肚，脂肪含量高达 50%。

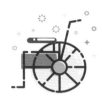

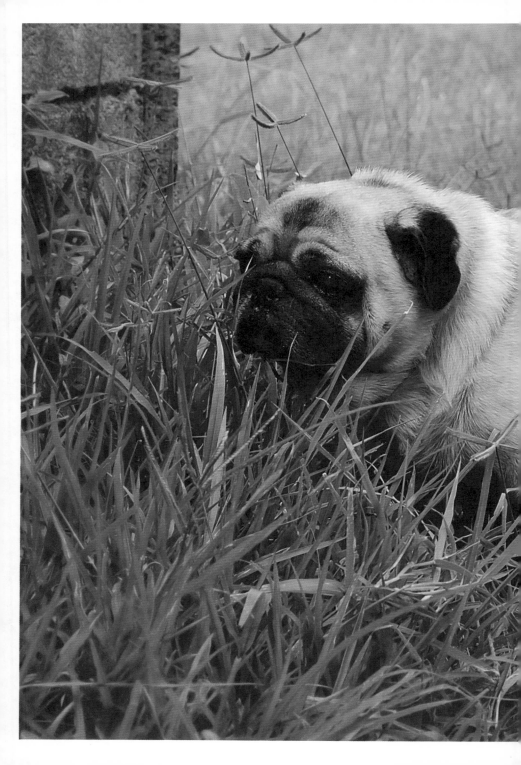

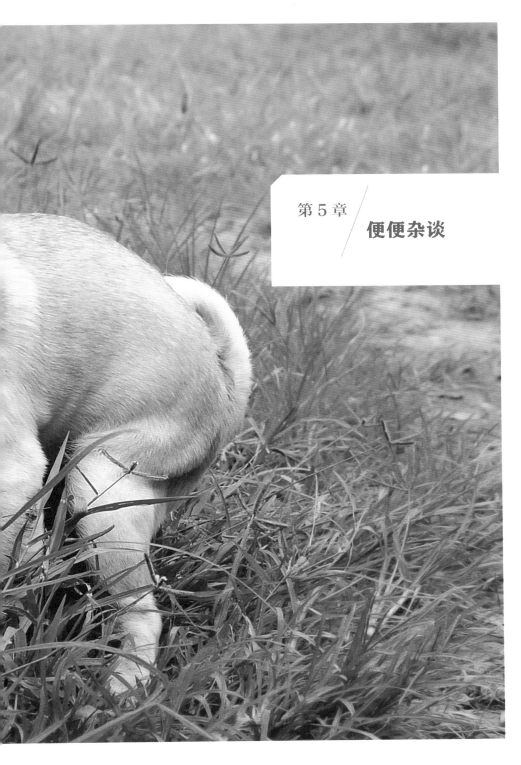

第 5 章

便便杂谈

62

为什么甜玉米不能被人体完全消化？

如果你注意到自己的便便里有黄色渣渣，那很可能就是甜玉米。甜玉米粒的内部主要由淀粉组成，很容易被人体消化，但甜玉米粒的外层无法被消化，因为人体内没有能够分解它的酶。

所有消化不了的食物都会混合在便便中，除此之外，便便里还有水分、死掉的细胞和细菌。如果吃了甜椒，便便里就会有红色渣渣，因为它们会几乎原封不动地通过消化道。

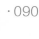

63

马桶圈和电脑键盘，哪个更容易传播疾病？

很多人抵触公共马桶，担心坐在上面会染上可怕的疾病，但美国亚利桑那大学的一项研究显示，办公室职员从电话和电脑键盘上接触到的细菌更多，几乎是马桶圈上的 400 倍。一张桌子上可能有多达 1 000 万个细菌，电话上每平方英寸有 2.5 万多个细菌，键盘上每平方英寸有 3 000 多个细菌。而普通的马桶圈上每平方英寸只有大约 49 个细菌。这可能是因为细菌主要通过手来传播，而人们很少用手接触马桶圈。研究还发现，在一排厕所中，中间的马桶往往细菌最多，而离门最近的马桶则细菌最少。

然而，马桶圈也会带来其他危险。1995 年，在英格兰怀特岛上，一次电缆故障导致金属马桶导电，坐在马桶圈上的一名男子触电身亡。在美国南卡罗来纳州，一个名叫迈克尔·安德森·戈德温的杀人犯被判处电刑，后改判为无期徒刑。然而，有一次他坐在牢房里的金属马桶上修理电视机时，却被一根电线电死了。

64

便便里的细菌会跑到牙刷上去吗?

便后冲水时，会有很多携带便便细菌的小水滴喷溅到很远的地方，距离可达 6 米，在很多家庭中，这个距离足以碰到牙刷！公共厕所的冲水设备通常力度更大，小水滴也会喷溅得更远。只要把马桶盖盖上就能解决这个问题，但马桶圈表面依然会沾上很多细菌。

65

便便会有价值吗?

1972 年,考古学家在英国约克郡发掘出了一大块有 1200 年历史的便便。这块维京人的便便长 20 厘米,宽 5 厘米,令人瞠目结舌,被认为是有史以来发掘出的最大的人类粪便化石之一。可以看出,这块便便里曾有几百个卵,可能是绦虫的卵。维京人的卫生条件差,又爱吃肉,因此一个普通维京人的体内能寄生多达 600 条绦虫。

尽管这块维京人的便便已经完整地保存了 1000 多年,但在约克考古资源中心进行公开展示时却裂成了 3 块。不过不用担心,便便已经被小心地粘起来了。它极具收藏价值,据说保险金额约为 2 万英镑。

66

便便为什么是棕色的？

红细胞可以在人体内存活大约 3 个月，然后衰老的红细胞在脾脏中被破坏。脾脏位于腹部左上方，胃的后面。细胞被破坏的同时，会释放出橙色或黄色的胆红素。胆囊释放出的负责分解脂肪的胆汁也含有胆红素。胆红素在肠道中与其他排泄物混合在一起，就形成了我们所看到的棕色便便。

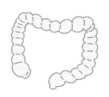

67

便便会带来危险吗？

英国都铎王朝时代，最不受欢迎的工作之一就是"刷厕工"，他们的任务是把厕所里的便便清理干净。当时大约每二十户人家共用一间厕所，这种厕所不过是在建筑外侧靠墙搭个棚子，里面放一把木头椅子。有钱人家则有带粪坑的私人厕所。刷厕工经常在齐膝、齐腰甚至齐脖子深的粪便里干活，往往会有几个男孩提着桶帮忙。掏出来的粪便要装进一个大缸里，用马车拉走。这份工作不仅臭气熏天，而且相当危险。刷厕工因沼气中毒窒息而死的事件时有发生。尽管刷厕工的薪酬很高，但如果对污物处理不当，受到的惩罚也将非常严厉。曾有一名刷厕工把本应运到城外的便便倒进了下水道。作为惩罚，他被塞进了自己的那口粪缸，脖子以下全都泡在便便里，旁边还立了一块写着"罪行"的牌子。

68

宇航员在外层空间怎么处理粪便？

由于外层空间没有重力，粪便经常会在清理过程中从袋子里飘出去，然后在航天飞机内到处飘浮。为了避免这种情况，宇航员将饮食中的纤维量降到最低，以便减少排便的次数。

现在，宇航员有了专用的马桶，清理粪便时不是用水冲，而是像真空吸尘器那样吸。排便时，宇航员会把自己绑在马桶圈上，然后拉下操纵杆，启动一个强力风扇，一个能吸走粪便的洞也会随之打开。吸走的粪便会被收集起来，压缩并封存，以待日后处理。

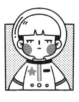

69

我们为什么会有阑尾？

阑尾位于腹部的右下方，悬垂在宽宽的盲肠下面。许多专家认为阑尾没有什么重要的功能，然而有证据表明，人类的祖先曾经用阑尾来消化树皮等坚硬的食物，但如今我们的阑尾已经没有这种功能了。阑尾里含有大量能够抗感染的免疫细胞，这意味着它可能在帮助人体抵御疾病方面起到了一些不为人知的作用。尽管如此，没有了阑尾我们依然可以生存，不会有任何不良反应。一些科学家认为，随着人类不断进化，阑尾终将从人体内消失。

阑尾如果被便便堵塞或被细菌感染就会发炎，也就是阑尾炎。不及时治疗的话，阑尾可能会破裂，引发危险的腹膜炎，还会形成含有脓液和大量有害细菌的脓肿。

70

人为什么会放屁？

放屁是为了排出肠道里积聚的气体。这些气体一部分是吃东西时吞入的空气，一部分是大肠里的细菌产生的气体。大肠里的细菌能够分解没有被胃消化的食物，从而产生气体。屁的主要成分是氮气、氢气、二氧化碳、甲烷等。屁的气味会根据吃进去的食物而改变。屁的臭味主要来自氨、硫化氢、吲哚等。虽然这类物质的含量不高，但气味难闻。

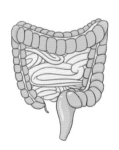

当然，除了气味，放屁的声音也会冒犯到他人。放屁的声音是由肛门振动引起的，放屁的量和速度以及括约肌的紧张程度共同决定了放屁的声音是什么样的。

日本人特别在意上厕所时发出的各种令人尴尬的声音。很多女厕所都设置有特殊的隔音功能，比如用持续不断的流水声掩盖放屁和排泄的声音。城市里的很多公共厕所则装有"音姬"，这是一种能播放马桶冲水声音的装置，可以掩盖那些令人尴尬的声音。这些装置通过按钮或手势感应就能启动。一些日本女性甚至会随身携带一个能发出冲厕所声音的小机器，看起来就像手电筒一样。

71

我们的肠道里为什么有很多细菌？

肠道里的细菌能够帮助分解食物，促进肠道蠕动。这些细菌还能帮助人体吸收钙、镁和铁，以及抵御可能导致感染的有害微生物。结肠里的细菌还能合成维生素 B 和维生素 K，供人体吸收和利用。

"益生菌"是一种混合微生物，经常被添加在食物中或制成补剂。添加了益生菌的食物能含有数十亿"有益菌"，它们与人体自带的天然菌群——肠道菌群一起促进消化，因此对我们的健康有益。研究表明，益生菌能够缓解肠炎和肠易激综合征等多种消化系统疾病。

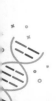

72

口臭是怎么引起的？

健康的舌头是粉红色的。然而，如果食物残渣、细菌和死掉的细胞堆积在舌头上的小突起之间，就会形成一层白色的舌苔。舌苔上的腐败的食物残渣和细菌发酵后都会散发出臭味。有烟瘾的人和习惯用嘴而非鼻子呼吸的人更容易口臭，有些口腔疾病和邻近组织疾病也会导致口臭，例如牙龈炎、蛀牙（龋齿）、扁桃体炎等。

73

为什么吃辣后喝水无法缓解舌头上的辣感？

大多数辛辣食品使用的调料都是油性的。油和水不相溶，因此喝水无法带走舌头上的调料。最好的办法是吃点面包或者喝点牛奶，因为这两样东西都能吸收油性调料。牛奶中所含的酪蛋白能和调料结合起来，所以喝牛奶可以消除舌头上的辣味。或者，喝一杯啤酒或葡萄酒也比较管用，因为酒精能够溶解调料。

74

马铃薯变绿以后还能吃吗？

幸好变绿的马铃薯（土豆）让人提不起食欲，不然吃了就中毒了。因为马铃薯的绿色部分含有被称为马铃薯毒素、龙葵素的毒素，会使土豆味道发苦，吃下去对人体有害——最常见的反应是肚子痛，但也有可能导致严重的后果。

1979 年，伦敦一所学校的很多孩子中午吃了马铃薯后，出现了胃痛、腹泻和呕吐的症状，这就是土豆中含有的马铃薯素引起的。尽管一部分孩子需要住院治疗，但最终所有孩子都康复了。英国食品标准局指出，严重的马铃薯素中毒非常罕见，但还是要注意把马铃薯储存在阴凉、无光、干燥的地方，不要吃绿色和长芽的部分。

75

哪个器官被切掉一半后还能长回来？

肝是一个重要的器官，对人的生存至关重要。肝位于腹部的右上方，是人体内最大的腺体。肝有多种功能，包括代谢酒精、调节凝血功能、分泌能够分解脂肪的胆汁等。

肝是人体内唯一能够自我再生的器官，即使切掉一部分也能长回原来的大小。肝由肝细胞组成，肝细胞通过分裂产生新的细胞，而且分裂速度很快。如果肝脏得了肿瘤等疾病，要把肝切掉一半，它还能长回正常大小。

76

如果倒立着吃东西，食物能进到胃里吗？

当我们吃东西时，食物会沿着食道向下进入胃部。食道呈管状，长约 25 厘米，食道壁上有强健的肌肉，只需几秒就能将食物挤压到胃里——这个过程叫作"蠕动"。有了这些肌肉，即使你倒立着吃东西，食物也能进到胃里，只不过这样做很容易窒息，所以不建议尝试。

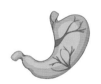

77

都铎王朝时期的女人为什么要把牙齿染黑?

17世纪时,英国的很多有钱人因为吃了太多的糖,导致牙齿被蛀得黑黑的。女王伊丽莎白一世也喜欢甜食,并因此生了满口的蛀牙,还掉了好几颗。为了形象,她在公共场合会用布把缺牙的地方填上。把牙齿染黑成为当时女人们的时尚,因为这是富有的标志,证明自己买得起甜食。

古代的日本贵族也会把牙齿染成黑色,以此将自己与奴隶相区分。他们使用的染料中含有铁屑和茶叶等成分。他们会用刷子反复将染料涂抹在牙齿上,直到染成想要的深度。

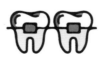

78

屁股发痒是怎么回事？

肛门内外的皮肤发痒被称为肛门瘙痒，程度轻的会"有一点痒"，程度重的则会"难以忍受"。皮肤感染、痔疮、对某些肥皂和乳液过敏，甚至是对某些手纸中的染色剂过敏，都可能导致肛门瘙痒。如果擦屁股的方式不正确，残留的粪便引起皮肤过敏和发炎，也会让肛门发痒。

另一个可能导致肛门瘙痒的原因是蛲虫。蛲虫呈白色线状，一旦染上就会引起严重的肛门瘙痒。蛲虫可以通过食物或饮料传播，儿童比成年人更容易感染。通过接触食物、衣服或玩具而沾到手上的蛲虫卵都会让儿童得病。被吃进体内的虫卵大约四个星期后就能发育成熟，雌性成虫在肛门周围产卵时会释放出引发强烈瘙痒的化学物质。好在服用相应的药物就能很快杀死蛲虫。

79

什么食物可以缓解醉酒的不适？

水、鸡蛋、香蕉、果汁等食物都能缓解醉酒的不适。一夜豪饮后，人体会缺水，所以大量饮水显然有好处。

鸡蛋不仅能够提供能量，蛋白质里所含的半胱氨酸还能分解导致宿醉的毒素。

香蕉和猕猴桃含有钾，能够补充因酒后排尿过多而流失的钾。

水果和果汁里的果糖也能补充能量，并且帮助身体快速排出酒精分解后残留的毒素，还能补充因大量排尿而流失的维生素。

80

味蕾数量会随着年龄的增长而减少吗？

舌头上有一些被称为"舌乳头"的小突起，里面含有味蕾，负责感知食物的味道。味蕾中的纤毛连接着神经，这些神经会将信息传送至大脑，由大脑进行解读和整理，这样我们就能品尝到食物的味道了。通过味蕾，我们可以感知到四种味道：苦、咸、甜、酸。事实上，我们感知到的味道有 75% 来自嗅觉，是对食物中气味分子的反应，这就是为什么感冒鼻涕多的时候可能会尝不出食物的味道。

儿童的味蕾较成年人分布广，随着年龄增长，一些味蕾会因萎缩而变性，数量减少，导致味觉的功能下降。因此，一些食物对于儿童来说味道更重。往往只有成年人才会喜欢芥末、辣椒等重口的食物。此外，吸烟也会减少味蕾的数量。

81

没有食物人能活多久？

一般来说，人在没有食物的情况下能活好几个星期，因为身体会将储存的脂肪和蛋白质转化为能量。蛋白质储存在肌肉中，所以长期挨饿会导致肌肉萎缩。相对来说，脂肪多的人会比脂肪少的人活得更久。

为了印度的独立，著名的圣雄甘地自愿绝食 21 天，其间只靠喝水维持生命。1981 年，爱尔兰囚犯通过绝食来抗议他们在监狱中遭受的不公正对待，据说有 10 名囚犯在绝食了 46 到 73 天后死亡。

如果没有水，人会在 3 到 4 天后死亡。

82

发霉的食物能不能切掉发霉的部分再吃?

霉菌是一种微生物,依靠丝状菌丝附着在食物表面生长。大部分霉菌都是肉眼可见的,它们生长在各种食物上,尤其是奶酪、水果和面包上。因为霉菌产生的毒素是看不见的,而且可以渗透到食物里去,所以即使把长了绿毛的部分去掉,剩下的部分仍然可能含有毒素。如果不想得病的话,最好把发霉的食物整个丢掉。

83

饭后一小时内真的不能游泳吗?

吃东西时, 血液会集中在消化系统, 而运动时, 肌肉也需要更多的血液来供氧。如果饱餐一顿后马上开始剧烈运动, 这时血液正在被消化系统使用, 肌肉就会因供血不足而抽筋。在地面上抽筋没有太大的危险, 只要停止运动放松肌肉就可以了。在水里抽筋后, 一旦停止运动就有溺水的危险, 所以饭后最好不要马上游泳。

84

胃里真的有能穿透金属的物质吗？

胃位于人体左侧的上腹部，呈 J 形囊状。胃分泌的胃液能够分解食物，胃液中的盐酸是一种强腐蚀性物质，可以杀死进到胃里的细菌、真菌和其他有害物质。大肠杆菌、沙门氏菌等致病细菌却无法被盐酸杀死。

胃里的盐酸浓度很高，只需一滴就能穿透木头，就连铁钉也能溶解。好在胃壁上有一层厚厚的黏液，能保护胃免受盐酸的侵蚀。

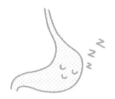

85

女性身上的脂肪细胞比男性多吗？

脂肪一部分位于皮肤下面，一部分包裹在肾脏、肝脏和肌肉上，其他脂肪的分布男女有别。成年男性的脂肪主要位于胸部、腹部和臀部，成年女性的脂肪则主要位于胸部、髋部、腰部和臀部。

青春期时分泌的雌激素和睾酮素决定了脂肪在身体内的分布位置。脂肪是由微小的细胞组成的，这些细胞就像一个个有弹性的小袋子，每一个袋子里都装着一小滴脂肪。青春期后，脂肪细胞的数量基本不再增加。但如果人体摄入过多脂肪，脂肪细胞就会变大，人就会变胖。女性身上的脂肪细胞比男性多，男性大约有 260 亿个脂肪细胞，而女性则有 350 亿个。

86

为什么饮酒过量第二天会头疼？

宿醉的症状包括头痛、腹泻、恶心、乏力、口干等。喝酒时，酒精会进入血液，阻碍大脑分泌负责调节尿液水分的"抗利尿激素（ADH）"，人就会增加小便的次数，这就是喝了酒的人总想上厕所的原因。维持神经和肌肉正常功能所必需的盐和钾也会随着尿液排出体外，如果人体内这两种元素含量过低，就会引起乏力和恶心。

大量饮酒后，人体会发出强烈的信号要求补充水分，这就是宿醉会感到口渴的原因。身体缺水后，各个器官都会试图转移大脑中的水分来弥补自身的水分流失，导致大脑体积缩小，给连接大脑和颅骨的脑膜造成压力，头痛就是这样产生的。

酒精会刺激胃黏膜，还会影响胃酸的分泌，在这种情况下，神经向大脑传送信号后，就有可能引发呕吐、腹泻和食欲不振。

87

"布里斯托大便形态量表"是什么？

"布里斯托大便形态量表"是布里斯托大学开发的，总共列举了七种便便形态。

便便的主要成分是水，不过水分的含量会有很大的差异。便便经过肠道时，里面的水分会被人体吸收，所以便便在体内停留的时间越长就会变得越干燥。

有些患者搞不清楚到底怎样才算便秘和腹泻。这份量表可以帮助患者弄清楚自己的便便属于哪种类型，使医生能够评估排便习惯的模式或变化，从而更准确地做出诊断。

第一型：分散的硬球状，像坚果（很难排出）。

第二型：疙疙瘩瘩的麻花状。

第三型：香肠状，表面有裂痕。

第四型：香肠状或蛇状，光滑柔软。

第五型：断面光滑的柔软块状（容易排出）。

第六型：边缘粗糙的蓬松碎块，糊状大便。

第七型：水状，无固体块，完全液态。

大致来看，便秘时拉出的便便就是第一型或第二型的，而且总是拉不出来。这些便便里水分很少，因此很硬。腹泻时拉出的便便则是第六型或第七型的，而且拉得很频繁。这些便便里水分很多，液体黏稠。"正常"的便便应该是第三型或第四型的。

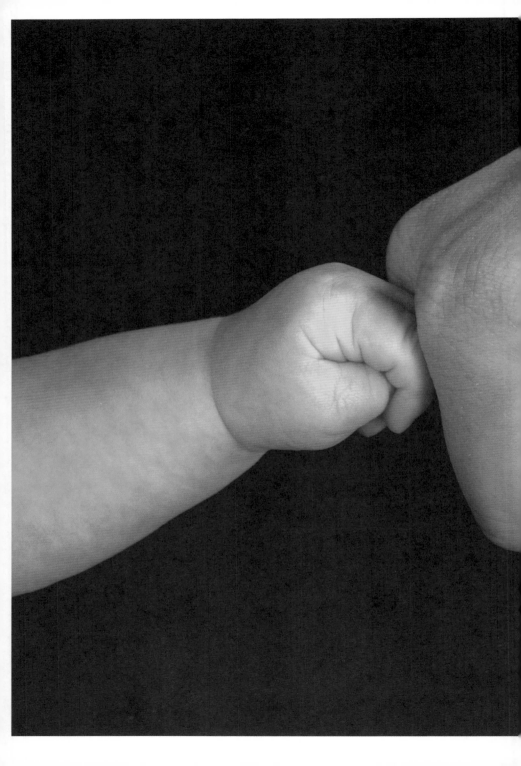

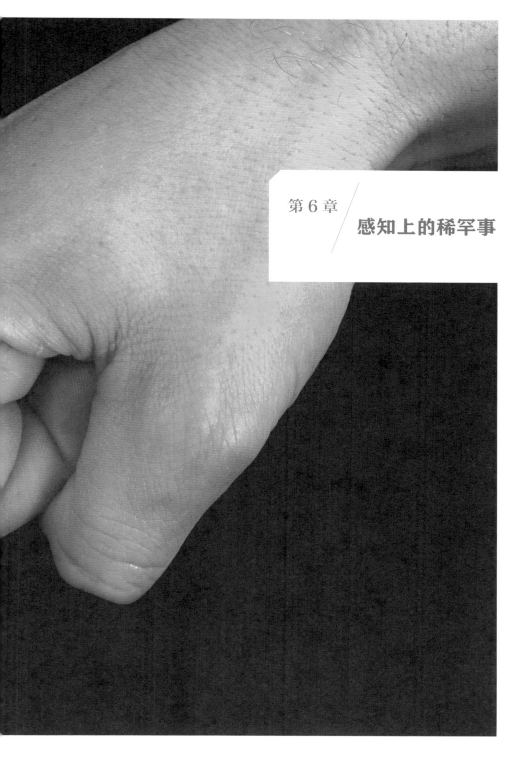

第 6 章

感知上的稀罕事

88

脑叶切除术能治疗抑郁症吗？

脑叶切除术是一种用来治疗疼痛或情绪障碍的手术，其历史可以追溯至 1848 年的美国。在一场爆炸中，爱尔兰裔矿工菲尼亚斯·盖奇被一根铁棍击入前额，造成重伤。此后，盖奇幸运地活了下来，但医生们注意到他的性格发生了翻天覆地的变化，可惜这种变化并不是好事。以前他是个言谈斯文、有虔诚信仰的人，但事故发生后，他变得没有耐心、阴晴不定、粗鲁无礼，还满口污言秽语。

美国神经学家沃尔特·弗里曼被称为"脑叶切除术之父"，他一生共实施了 3439 次这项手术。他和他的同事詹姆斯·瓦特率先在美国用脑叶切除术来缓解精神障碍患者的暴力倾向，其关键在于切断大脑额叶和丘脑之间的神经连接。丘脑是大脑的一部分，负责调节与视觉、听觉、触觉、味觉有关的神经信息。弗里曼认为丘脑是"情感的中心"，而精神病患者往往是丘脑的功能出现了紊乱。手术后，一部分患者的病情有所改善，但他们通常需要重新学习如何吃饭、穿衣和上厕所，还有一部分患者则在手术后不久就去世了。

1936 年，弗里曼实施了第一次脑叶切除术，接受手术的是

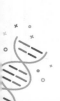

63 岁的抑郁症患者爱丽丝·哈马特女士。弗里曼和助手在哈马特的颅骨顶部钻了六个洞，据弗里曼说，患者术后有了明显的好转，能"去剧院愉快地欣赏演出了"。

弗里曼发明的另一种切除脑叶的方式，需要患者睁开眼睛平躺着，先进行局部或全身麻醉，然后将一根碎冰锥插入患者的眼眶，再用锤子轻敲，击碎骨头，接着将碎冰锥的尖端往前推大约 3.8 厘米，刺入大脑额叶并来回移动。做完一只眼睛后再对另一只眼睛重复这个过程。整个手术完成后，患者的双眼就会变得又青又肿。

约翰·肯尼迪的妹妹罗斯玛丽在 23 岁时接受了弗里曼的脑叶切除手术。她从小患有学习障碍，20 岁出头时变得越发暴躁易怒、难以相处。1941 年，23 岁的罗斯玛丽寄宿在一所修道院学校，据肯尼迪家族传记作者劳伦斯·利默尔描述，她开始出现严重的情绪波动，一旦爆发就无法控制，胡乱挥舞手臂，高声怒吼……她晚上偷偷溜出去，清晨才回来，衣服都湿透了。修女们担心她跟男人鬼混，会怀孕或染上病。

罗斯玛丽的父亲乔·肯尼迪向弗里曼寻求建议，弗里曼提出可以用脑叶切除术来控制罗斯玛丽的病情。为了避免让家族蒙羞，乔·肯尼迪便决定让她接受手术。不幸的是，手术失败了，她丧失了行为能力，大小便失禁，只能简单地说几个词，经常连续几个小时呆呆地盯着墙壁。此后的每一天她都需要全天候护理，直到 86 岁时去世。

如今，脑叶切除术已不再被使用。

89

为什么吃冰激凌会"冻脑"？

炎热的天气里，猛地吃一口冰激凌或是喝一口冷饮，会感到额头一阵刺痛，这种反应就是所谓的"冻脑"。之所以会出现这种情况，是因为口腔上颚分布着很多非常敏感的神经，其作用是保护大脑。当感觉到寒冷时，这些神经会做出强烈的反应，以此向大脑发送警报，提醒大脑"该热身了"，以免被寒冷所影响。收到警报后，头上的血管就会扩张，增大血流量，从而给头部带来更多的热量。由于这些血管中含有脆弱的神经纤维，一旦迅速扩张就会引起疼痛。

发生"冻脑"后，用大拇指或舌头抵住门牙后方，让上颚温暖起来，就能快速止痛了。

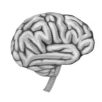

90

我们为什么会打哈欠？

人并不是唯一一会打哈欠的动物，鱼甚至昆虫（尤其是蚂蚁）等很多动物也会打哈欠。人打哈欠通常是因为感到无聊或疲惫。一些专家认为，当我们必须保持清醒或警觉时，打哈欠有助于刺激和唤醒身体，这就解释了为什么在高速公路上开夜车的司机总是打哈欠。

意大利的一些研究人员做了一项实验，他们给重症监护病房里的早产儿录像，发现婴儿在睡觉前和睡醒后都会打哈欠。他们由此得出结论：打哈欠意味着身体的清醒状态发生了变化。

研究还表明，与预期相反，打哈欠并不是身体增加供氧的方式。在一项实验中，受试者是一群来自美国一所大学心理学专业的学生。结果显示，他们在含氧量高的房间里和在含氧量低的房间里打哈欠的次数是一样的。

打哈欠还和一些疾病有关，不过原因尚不明确。如果打哈欠次数过多，可能患有癫痫、多发性硬化等脑部疾病，而精神分裂症患者则很少打哈欠。

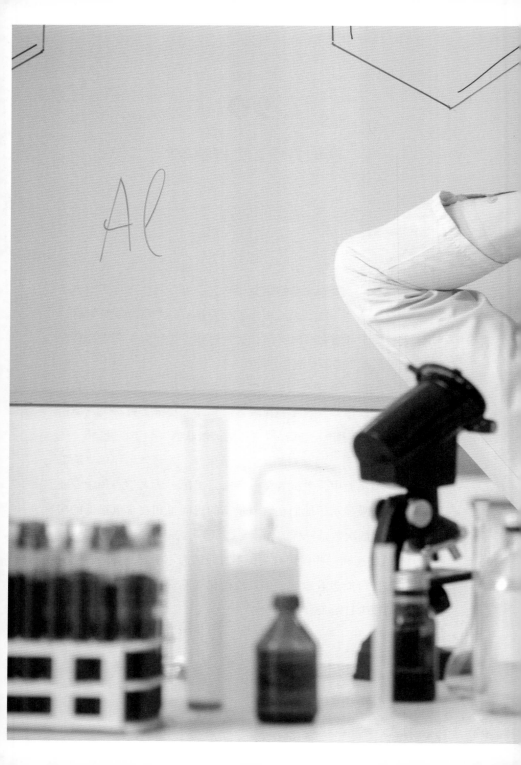

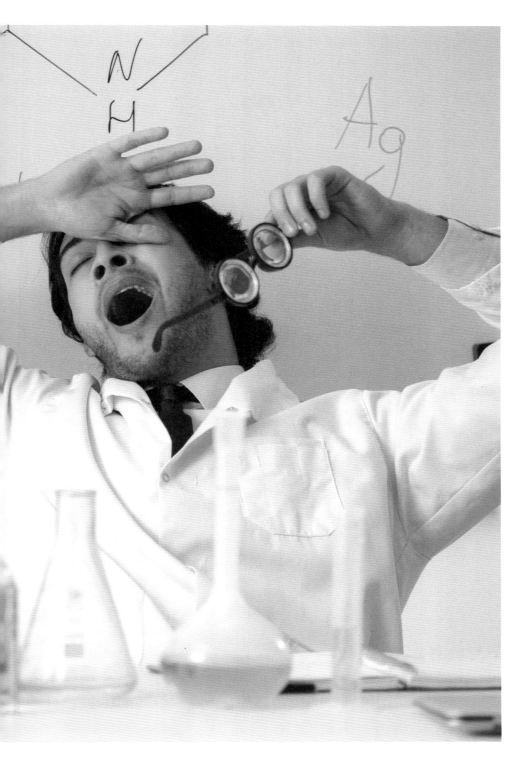

91

为什么打哈欠会传染?

打哈欠确实会传染。甚至,就连读到、听到或想到打哈欠,也会让人真的打起哈欠来。然而这似乎是人类才有的特性,其他动物并没有这种反应。一些专家认为,打哈欠可能已经发展为一种交流方式,比如在特定的情况下暗示别人要保持警觉和清醒。

另一种理论则认为,人类的祖先将打哈欠作为社会行为的一部分,以此与群体中的其他成员建立联系。比如一个成员打哈欠可能是在传递一种信号,告诉大家该睡觉了,于是其他成员也会用哈欠来表示同意。1岁以前的婴儿不会被别人的哈欠传染,因为他们还无法意识到那些信号。

92

为什么腿会麻？

早上醒来时发现腿麻了，这种感觉很奇怪。接着开始有针刺感，这说明快要恢复正常了。为什么会发生这种情况呢？

我们的每一个动作和每一种感觉都是由体内的神经负责支配的。当我们做出动作时，大脑就会通过脊髓将神经信号传递到特定的身体部位。神经必须能够自如地传递信号，身体的各个部位才会正常活动。当神经受到压迫，比如单膝跪地时，就无法发送或接收信号，肢体便会"发麻"。一段时间后，随着神经舒展回正常状态，重新开始传递信号，就会出现针刺感。当神经完全恢复正常时，针刺感便消失了。

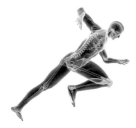

93

聪明人的大脑更大吗？

科学家曾经认为，既然大脑负责所有身体活动，那么大脑尺寸大的人肯定很聪明，但后来却发现，体力劳动者的大脑和教授们的一样大。

爱因斯坦是举世公认的天才，他的大脑和一般人的一样大，但与普通人的大脑有一个关键的不同。1955 年爱因斯坦去世后，普林斯顿医院的病理学家托马斯·哈维医生对其进行了尸检，并摘下了他的大脑。此后，这颗大脑一度失踪，直到人们发现是托马斯·哈维将大脑切片后保存在两个罐子里，藏在了堪萨斯州的家中。用来装罐子的纸箱上则被标注着"苹果酒"。20 世纪 80 年代，不知出于什么原因，托马斯·哈维将大脑切片分发给了世界各地的科学家和研究人员。

研究发现，爱因斯坦的大脑下顶叶区域比普通人宽 15% 左右，而这个区域正是负责数学思维的。另外，他的大脑两侧的侧沟非常短，这意味着大脑两侧的神经细胞能够轻而易举地快速传递信息，这很可能是他的智商异于常人的一个关键因素。然而，后来有很多科学家并不认同这个结论，他们认为爱因斯坦大脑与普通大脑的物理差异，并不足以解释他惊人的数学才能。

94

人睡觉时为什么会抽搐？

人在睡着时发生的抽搐被称为入睡抽动，与之相伴的是一种坠落感。解释这种现象的理论众多，其中一种理论认为这可能是一种保护性反射。人睡着以后，肌肉会放松下来，最终变得非常松弛。这时，虽然人是躺在床上的，但大脑会将肌肉的松弛状态解读为跌倒的征兆，于是向肌肉发送信号，命令它紧张起来，稳住身体。这种现象在人过度疲劳或摄入咖啡因等兴奋剂后更容易发生。

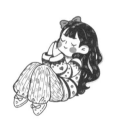

95

大脑能感觉到疼痛吗？

脑部最大的区域被称为大脑，它由两个半球组成，左半球控制身体的右侧，右半球控制身体的左侧。成人的大脑里大约有 1000 亿个神经细胞。

虽然大脑能够感知到身体的疼痛，但它本身却没有疼痛感，因为大脑表层没有痛觉感受器，里面的动脉和静脉也缺少感知疼痛的能力。因此，给患者做脑部手术要在颅骨上进行麻醉，而不是对大脑本身进行麻醉。做手术时，患者可以完全保持清醒，还可以与医生交谈并回答问题。一些患者甚至自愿在手术中参与实验，让暴露的大脑接受电击，再把自己的感受反馈给研究人员。

96

为什么被划伤手指特别疼？

我们的皮肤上分布着敏感的神经末梢，而嘴唇和指尖上的数量尤其多。这些神经末梢能感知热、冷、疼痛和压力，并将这些信息传递给大脑。因为指尖上的神经末梢特别多，所以划伤后的疼痛感也会比其他部位更强烈。

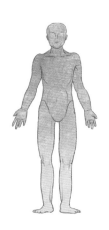

97

人的大脑里会有生物吗？

听起来或许令人震惊，但的确有一种讨厌的生物可以住在人的大脑里，并使宿主迅速死亡。

这种生物被称为福氏耐格里阿米巴原虫，是阿米巴原虫的一种，遍布世界各地，通常生活在温暖、流速缓慢甚至平滞的淡水中，例如湖泊、河流、温泉和未经消毒的游泳池等。仅仅饮水或涉水并不会感染这个小虫子，鼻子才是这个小虫子侵入人体的通道。人在游泳或潜水时，这个小虫子会钻进鼻子里，沿着神经纤维穿过颅骨，进入大脑。这个小虫子喜欢大脑里的温暖环境，它们会在那里迅速繁殖，一天就能分裂成几百万个，感染者3到7天内就会死亡。

在过去的40年里，全世界约有200例福氏耐格里阿米巴原虫感染病例。儿童的抵抗力弱，感染的风险更大。尽管这种疾病很罕见，但如果你想在温暖的淡水里游泳，还是要记得戴上鼻夹！

98

大笑真的是良药吗？

人在大笑的时候，呼吸频率会加快，血液中的含氧量随之上升，从而能够恢复和改善血液循环。大笑还能降低心率，燃烧脂肪。据说大笑 100 次相当于在划船机上锻炼 10 分钟。

大笑还能刺激大脑分泌内啡肽，内啡肽是人体的天然止痛药，其成分类似吗啡，能起到镇静的作用，还能让人产生愉悦感。内啡肽对免疫系统也有好处，能够帮助人体抵御疾病，这或许可以解释为什么忧郁的人比快乐的人更容易生病。

诺曼·卡曾斯曾被诊断出患有强直性脊柱炎，这在当时是不治之症。卡曾斯相信大笑会让他的状况有所改善，于是租来了所有能找到的喜剧电影片，包括《空前绝后满天飞》《三个臭皮匠》等。他一遍又一遍地看这些电影，尽可能地放声大笑。6 个月后，医生惊讶地发现，他竟然彻底痊愈了。20 世纪 80 年代，美国的一些医院借鉴卡曾斯的经验，开办了"笑声医疗室"，里面全是笑话书和喜剧电影，还会定期邀请笑星来表演。患者每天都要在医疗室里接受 30 到 60 分钟的治疗，这极大地改善了他们的健康状况。他们不再需要那么多的止痛药，疾病也变得更容易治愈了。

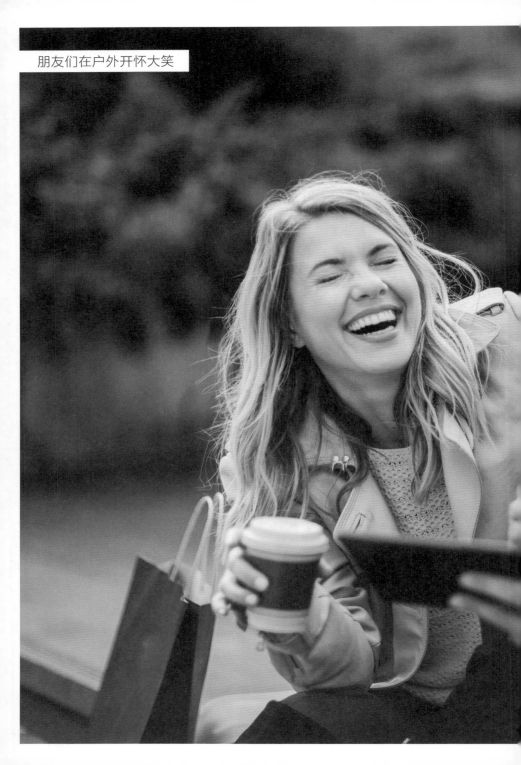
朋友们在户外开怀大笑

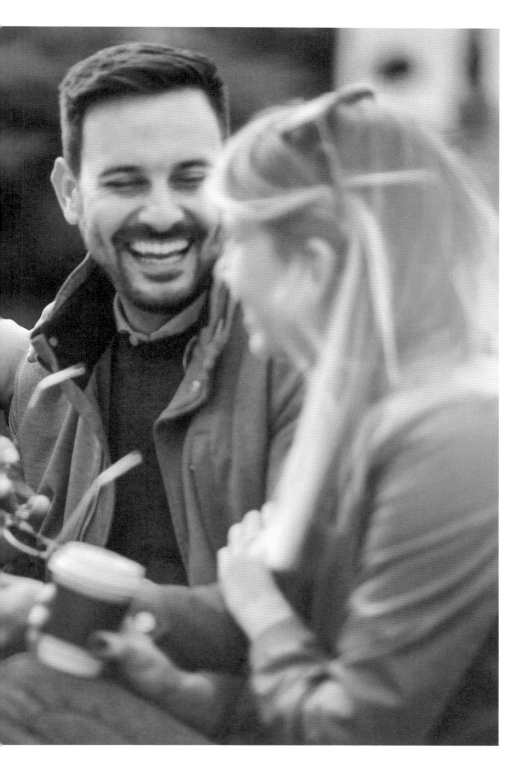

99

全世界的肢体语言都一样吗？

西方文化里的肢体语言如今变得越来越普及，但从传统上来看，不同的手势在世界各地有着截然不同的含义。在欧洲和北美，用食指和拇指圈成"O"形通常是"OK"的意思，但在土耳其和巴西等国家，这是一种侮辱性手势。

在许多国家，竖起大拇指表示"好"或者"棒"，人在搭便车时也会使用这个手势，然而在希腊，它的意思是"去你的"。

在大多数国家，点头代表"是"，但在保加利亚却代表"不"。在日本，点头也代表"是"，但不一定意味着"是的，我同意你说的"，也有可能意味着"是的，我明白你的意思，但我不同意你的观点"。在阿拉伯国家，向上抬一下头代表"不"。在印度，左右摇头代表"是"。

100

怎么判断一个人是否在说谎？

许多非语言的线索都可以帮你判断一个人是否在说谎。无论男女，说谎的时候都会增加咽口水的次数，因为男人有喉结，所以看起来更明显。此外，频繁触碰自己的脸也是说谎的标志。

研究显示，人在说谎时，体内分泌的化学物质会使鼻子里的组织充血肿胀，这一过程被称为"匹诺曹效应"。一旦鼻子因此发痒，说谎者往往就会下意识地揉鼻子。

许多说谎者为了让自己显得可信，会刻意与对方保持眼神接触，但又会下意识地揉眼睛来遮挡视线（当然，他们也可能只是眼睛痒）。其他可能的线索还包括下巴和嘴唇紧绷，说话结巴，使用很多"嗯""啊"之类的词。说谎者也更倾向于将胳膊和腿交叉起来。

有些人说谎时会用手捂住嘴，好像大脑在下意识地阻止自己继续说下去。他们甚至会假装咳嗽，试图掩饰这个动作的真正含义。同样，如果听的人用手捂住了嘴，就可能意味着他们觉得对方说的话有所隐瞒。人在说谎时，下半身的动作也会增加，比如两只脚动来动去。

101

如何从肢体语言看出对方是否对你有好感？

如果一个人被你吸引，他看着你眼睛的时间往往会稍长一些，而且如果你仔细观察，可能会发现他的瞳孔也放大了，这是体内分泌肾上腺素造成的。心理学家奈瑟曾做了一项实验，给同一个女人拍了两张一样的照片，把其中一张的瞳孔人为处理成放大的样子，受试者看了两张照片后，都觉得瞳孔放大的那张更有魅力，尽管他们无法解释其原因。

对你有好感的人，脚或膝盖可能会下意识地朝向你，这其实是在表示"我想要朝着这个方向"。如果他总是触碰自己身体的某个部位，比如大腿，其实是想要触碰对方的这个部位，或者希望对方能触碰自己。

如果一个女人被某人吸引，就可能会甩动头发，看向两侧，微笑。对方衣服上明明很干净，她却给拍了拍灰，身体前倾，站得或坐得离对方很近，这些都是被对方吸引的表现。而如果女人把双臂交叉在胸前，双腿也交叉起来离对方远远的，那么就说明她对对方不感兴趣。

102

人会忘记自己的口音吗？

外国口音综合征是一种罕见的疾病，通常会在脑卒中（俗称中风）或其他类型的头部创伤后发作，患者说话时会突然带有外国口音，其病因尚不清楚。

1999 年，住在英国约克郡的 47 岁女士温迪·哈斯尼普患了中风，从此说话开始带有法国口音，但她之前只去过法国一次，而且根本不会说法语。

同年，57 岁的美国人蒂芙尼·罗伯茨也患了中风，右半身不遂，起初丧失了语言功能，经过几个月的治疗后，她又能说话了，可是原本的印第安纳口音却变成了英国口音，而且还混合了伦敦东区口音和英国西南部口音，甚至夹杂着英式英语里才有的一些特定单词，比如"loo"，说话音调也比以前高了很多。她的家人和朋友经常听不懂她在说什么。当她跟外人说自己是土生土长的印第安纳人时，对方总会指责她在骗人。

最奇怪的病例或许要数一名挪威女士，在 1941 年的一次空袭中，她被弹片击中头部，从昏迷中醒来后，她说话开始带有浓重的德国口音。邻居们都被这种口音激怒了，从此处处排挤她。

103

人类能实现长生不老吗?

虽然听起来很疯狂，但一些科学家真的相信人类能实现长生不老。在此之前，要想实现永生，就只能在死后先把尸体冷冻起来，待技术成熟后再将其复活。

这种方法被称为人体冷冻术，通常使用液氮来冷冻尸体。购买此项服务的人都花费了大量金钱，希望有一天能够苏醒过来，治好自己的绝症，重获新生。其中一些人选择了全身冷冻，而另一些人则选择了稍便宜一些的方法，只冷冻头部，希望将来的技术能给自己移植一个崭新的健康身体。

1962 年，物理教师罗伯特·埃廷格出版了一本名为《永生的前景》的书。他在书中提出，人们可以把自己的尸体冷冻起来，等到将来技术更先进的时候再复活。受这本书的启发，1972 年，弗雷德和琳达·张伯伦成立了阿尔科固态低温协会，并于 1977 年更名为阿尔科生命延续基金会，总部设在亚利桑那州。1976 年，阿尔科固态低温协会进行了首例人体冷冻术。在法律上宣布死亡的人体被储存在 -196℃ 的液氮中。使用液氮是因为这种材料既便宜又稳定。截至 2006 年 8 月底，阿尔科有 809 名会员，有 74 人接受了人体冷冻保存技术服务。

美国老太太安妮塔·里斯金是阿尔科的会员之一。她被确诊为癌症晚期以后，便决定花费 8 万英镑在死后接受人体冷冻。她相信自己将来会复活，她所患的癌症也能得到治愈。安妮塔 60 岁去世后，没有接受尸检，没有进行防腐处理，也没有被灵车拉走。她的尸体还未冷却，便被装进满是冰块的冰柜里，直接送到了阿尔科。工作人员把她体内的血液抽干，在她的颅骨上钻了一个洞，插入探头，安在大脑里。体温降至 -196℃后，尸体被装进睡袋，头朝下放入一个 9 英尺（约等于 2.74 米）长的液氮箱中。

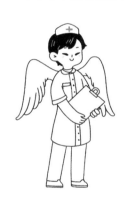

104

什么是"奇爱博士综合征"？

这种病症的名称来源于20世纪60年代的电影《奇爱博士》中男主角的名字。这一角色由彼得·塞勒斯扮演，是一个坐在轮椅上的疯狂的德国科学家。奇爱博士患有严重的"异手综合征"——患病的一只手戴着黑色的皮手套，完全不受控制，时而自动行礼，时而掐住自己的脖子。

在现实生活中，异手综合征（也就是现在所说的奇爱博士综合征）是一种罕见的疾病，由脑部损伤引起，患者的手完全不受本人控制，就像有独立的意志一样。比如，患者本人想把鞋带系上，可患病的手却把鞋带解开；一只手提起了裤子，另一只手却把裤子脱了下来。

有时，如果患者没有刻意关注，甚至意识不到患病的手在做些什么。他们经常被这只手惹怒，于是对抗它、惩罚它，试图以此控制它，结果两只手就会打起来。患病的手会变得具有攻击性，对主人又打又掐又捶，甚至试图勒死主人。患者为了控制这只手，往往会把它坐在屁股下面，可一旦松开，它就会再次失控。

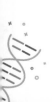

105

为什么自己挠自己不觉得痒？

只有在出其不意的情况下，挠痒痒才会引发恐慌、不安和随之而来的大笑。当自己给自己挠痒痒时，缺少了这种出其不意的因素，人脑中的小脑能够预知动作的到来，所以就会通知其他部分忽略这种感知。

小脑负责处理人的动作，并预测这些动作会带来什么感知。一般来说，人脑很少关注已经预见到的感知，比如手指敲击键盘的感觉。然而，意想不到的感知却会引起强烈的反应——试想一下，如果有人蹑手蹑脚地走到你身后，拍了一下你的肩膀，你会不会吓一大跳？

意料之中的感知和意料之外的感知所带来的反应差异，多半是人类进化出来的生存机制，只有这样才能确保人脑将注意力集中在发现天敌等重要的事情上。

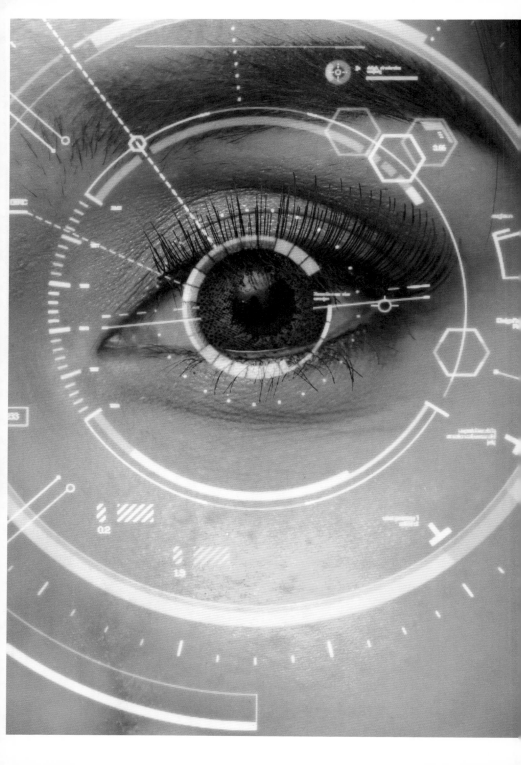

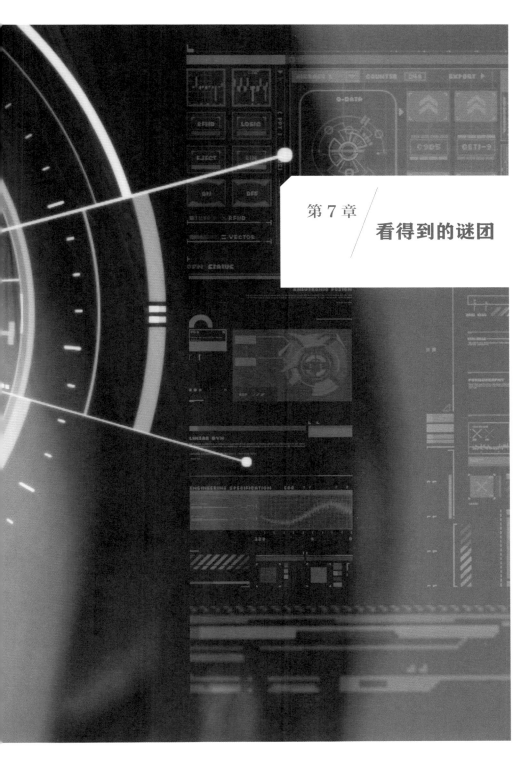

第 7 章

看得到的谜团

106

我们的眼睛里会有活物吗？

想到眼睛里住着活物，你肯定会觉得很可怕，但有些寄生虫确实可以住在人的眼睛里。一种叫作盘尾丝虫病，又称河盲症的眼疾就是由黑蝇和水牛蚋引发的。这两种寄生虫生活在非洲中部和南美洲的河流里，它们会咬破宿主的皮肤，在里面产下幼虫，幼虫随血液进入宿主体内，发育成熟后又会产下几百万只幼虫，再通过血液传播到宿主全身各处。被感染的人可能不会有任何症状，也可能会起皮疹、发生眼部病变或皮肤长包。幼虫在发育过程中会寄居在晶状体以外眼睛的所有部位，引起发炎、出血，甚至失明。

还有一种叫作马蝇的昆虫也具有潜在的威胁性。它们会在蚊子等动物身上产卵，然后再传给人类。一个住在中美洲的5岁男孩眼睛发炎后开始肿胀，后来肿得越来越厉害，最终被家人带去了医院。医生起初怀疑这个男孩得了肿瘤或囊肿，但当他在洪都拉斯接受手术时，医生却发现他的眼睛里有一只即将发育成熟的马蝇幼虫，其长度将近2厘米。医生对他进行全身麻醉后，在他的结膜上切了一个小口，把虫子取了出来。

107

为什么我们会长耳屎？

人的外耳由耳郭和外耳道两部分组成。耳郭负责收集声音，并把它们输送至耳道里。耳道是弯曲的，成人的耳道长 2.1 ~ 2.5 厘米。耳道里的腺体会分泌耳屎，也被称为"耵聍"（cerumen）。

耳屎由多种不同的物质组成，包括蜡状物质、油、死皮细胞等。其主要成分是一种叫作角蛋白的物质，这是一种常见于皮肤外层的蛋白质。咀嚼、吞咽、说话等动作都会将耳屎以及老化的皮肤细胞、灰尘、污垢等推送到耳朵外面。

耳屎的具体成分因人而异，颜色包括金黄色、棕褐色、深棕色，甚至黑色。受基因及环境等因素的影响，有些人的耳屎是干的，有些人的耳屎则是湿的。亚洲人和印第安人的耳屎通常比较干燥易碎，而非裔美国人和白种人的耳屎则通常比较湿润黏稠。

108

蜘蛛会住在人的耳朵里吗？

虽然这种情况非常少见，但是小蜘蛛或其他小昆虫还是有可能住在人耳朵里的。

威尔士加的夫有一名女子感到耳朵里很痒，还能听到奇怪的声音，于是去了医院。医生给她检查耳朵内部时吓了一跳，因为通过放大器看到的东西是一只活蜘蛛。事实上那是一只皿网蛛，已经在她耳朵里待了大约 12 个小时。医生往她耳朵里注入冰水，那只蜘蛛很快就爬了出来。

希腊雅典的一名女子对医生说自己头很痛，骑摩托车时耳朵里也会产生刺痛感。医生给她检查耳朵时，惊讶地发现里面有一张蜘蛛网，还有一只蜘蛛。据这位医生说，耳道里的温度非常适合蜘蛛生活。

蜘蛛并不是唯一能住在人耳朵里的生物。1997 年，一名男子感到右耳疼痛，医生检查时发现里面全是蛆。这名男子猜想一定是几天前自己在海滩上睡着时，有苍蝇飞进他耳朵里产了卵。

109

眼泪如何帮助我们免受感染？

泪腺呈杏仁状，位于眼睛的后上方，负责分泌眼泪。当我们眨眼睛时就会刺激泪腺，使眼泪通过泪管输送到眼睛和眼睑。眼泪能使我们的眼睛保持湿润，并冲洗掉灰尘。眼泪不仅无菌，而且含有一种叫作"溶菌酶"的抗菌酶，这种酶也存在于唾液和母乳中，能够帮助我们免受感染。

我们常用"鳄鱼的眼泪"来形容一个人不真诚，流的泪都是装出来的。然而，真的有一种罕见的病症叫作"鳄鱼泪综合征"。这种病的患者往往同时患有面瘫，他的唾液腺神经纤维部分发生侧芽，长入泪腺神经，致使味觉刺激时引起流泪反应。因此患者想吃东西时不是分泌唾液，而是分泌眼泪。

110

为什么我们的眼皮有时会跳？

上、下眼睑各长着一排睫毛，可以把灰尘等东西挡在眼睛外面。眼睑负责睁眼和闭眼的动作。

有时上眼睑和下眼睑的一些肌纤维会发生不规律的收缩，引起眼睑震颤，这是一种正常现象，压力、疲劳或摄入过多咖啡因都会导致眼睑震颤。

111

为什么睡醒时眼角会有眼屎？

无论是白天还是夜晚，油、汗、泪水等各种物质会进入我们的眼睛。泪水中含有盐、糖、氨、尿素（也存在于尿液中）、水、柠檬酸以及一些具有杀菌作用的化学物质。白天的时候，我们可以靠眨眼把这些物质从眼睛里清除掉，但晚上睡觉时我们是不眨眼的，这些物质就会在眼角的泪阜旁堆积起来形成眼屎。眼屎有固态的，也有黏液状的，这取决于水分的多少，水分越多，眼屎越稀。

泪阜是内眼角处一个又小又圆的粉红色隆起组织，一些专家认为这个组织是第三眼睑的进化遗迹。许多夜间活动的鸟类和鳄鱼等爬行动物都有第三眼睑，被称为"瞬膜"。这层特殊的薄膜会在眼球上方水平移动，防止灰尘和碎屑伤到眼睛。由于瞬膜是透明的，即使闭上了，动物依然可以看清东西。

112

眼睛有盲点吗?

所谓盲点,就是视野中看不到的区域,当我们看东西时,往往意识不到盲点的存在。我们可以做个小练习来证明这一点。请你把这本书举起来,与脸保持一臂的距离,然后闭上左眼,将视线集中在下面这个方框里的黑圈上,同时慢慢地把书靠近你的脸。在某个时刻,X 会消失,因为它已经进入了你的盲点。然而在现实生活中,盲点并不会影响我们看东西,因为同时使用两只眼睛能够确保视野完整。

●	X

在眼球后方的视网膜上有几百万个颜色和光的感受器,被称为"视锥细胞"和"视杆细胞"。它们将光线转换为几百万个神经信息,这些神经信息又通过视神经传送至大脑,再由大脑将其转换为完整的图像。

视锥细胞负责分辨色彩,需要相对较强的光线来刺激,因此只有在光线明亮的时候才能发挥作用。而视杆细胞可以辨别黑白的物像，不需要太多的光线来刺激，因此能在昏暗的环境中发挥作用。视网膜上有些视神经经过的部分不含任何视锥细胞或视杆细胞，所以这个部分的成像是无法看到的。眼睛的盲点就是这样形成的。

113

照片上为什么会出现"红眼"？

"红眼"真的会毁了一张照片。明明是一条可爱的宠物狗，可一旦有了一双目光逼人的红色眼睛，瞬间就变成了"地狱之犬"。那么，为什么会出现这种红眼现象呢？因为拍照时，如果拍摄对象正直视着照相机，闪光灯就会反射出眼球后方的视网膜。而视网膜上有大量红色的血管，血管反射后的光线进入照相机镜头，因此照片上的眼睛也会呈现出红色。

很多照相机都有消除红眼的功能，也就是让闪光灯连闪两次，一次在按快门之前，一次在按快门之后。虹膜是眼球上有颜色的部分，能够调整瞳孔的大小和进入瞳孔的光线量。在明亮的光线下，眼睛需要的光线较少，虹膜便会使瞳孔缩小。因此，闪光灯第一次闪的时候，拍摄对象的瞳孔会缩小；第二次闪的时候，也就是正式拍照的时候，就不会拍到红色的视网膜了。

114

为什么很多婴儿出生时眼睛是蓝色的？

人眼球上有颜色的部分称为虹膜。虹膜里黑色素含量越高，眼睛的颜色就越深。黑色素含量高的虹膜呈黑色或褐色，黑色素含量低的虹膜呈灰色、绿色或浅褐色。如果黑色素含量非常低，虹膜就会呈蓝色或浅灰色。

很多婴儿出生时虹膜里黑色素含量很低，所以眼睛是蓝色的。一岁前，虹膜里黑色素的含量会逐渐增加，眼睛的颜色也越来越深。通常到了一岁左右，眼睛的颜色就会固定下来，一辈子都不再改变。但在某些情况下，人成年以后，眼睛的颜色还会发生变化。

除了眼睛的颜色，人的发色和肤色也是由黑色素决定的。人体内黑色素的含量和种类都遗传自父母。

115

吃胡萝卜真的能提高视力吗?

吃胡萝卜能提高视力的说法代代相传,很多孩子都因此被逼着多吃胡萝卜。事实上,吃胡萝卜并不能提高视力,但如果人体极度缺乏维生素 A,吃胡萝卜可以防止视力恶化。这是因为胡萝卜里的 β 胡萝卜素能够在人体内转化为维生素 A,而维生素 A 能够保护眼睛后部的视网膜,防止黄斑变性——这是一种常见的与衰老有关的眼病,会导致视力受损甚至失明。

此外,维生素 A 在视网膜中会转化为视紫红质,对人在暗处的视觉至关重要,可以预防夜盲症。β 胡萝卜素还能保护眼睛的晶状体,从而降低患白内障的风险。然而,过量摄入 β 胡萝卜素(这是一种橙色的色素)会引发胡萝卜素血症,使皮肤变成橙色或黄色。绿叶蔬菜等很多其他食物也富含维生素 A,所以只要饮食均衡,不管有没有胡萝卜,都能摄取到视力健康所需的全部营养。

吃胡萝卜能提高视力这一错误观念似乎起源于二战时期。英国空军散布谣言说,他们的飞行员正在靠吃胡萝卜来提高夜视能力,因此比纳粹更具优势。其实,盟军真正的优势在于一套全新的秘密机载雷达系统,而这也是纳粹在空中被击败的真正原因。

英国情报部门不想让德国人发现这套系统，于是编造了这样一个谎言来掩盖真相。当时，一名英国空军飞行员因为出色的夜视能力以及多次在夜间击落敌机的杰出表现，被人们称为"猫眼"。英国情报部门将他的成绩归功于多吃胡萝卜。很多英国人听到这个消息后，相信自己再也不用担心在灯火管制期间走夜路了，因为当时食物都是严格限量供应的，唯独胡萝卜相当充足，他们都吃了不少胡萝卜。

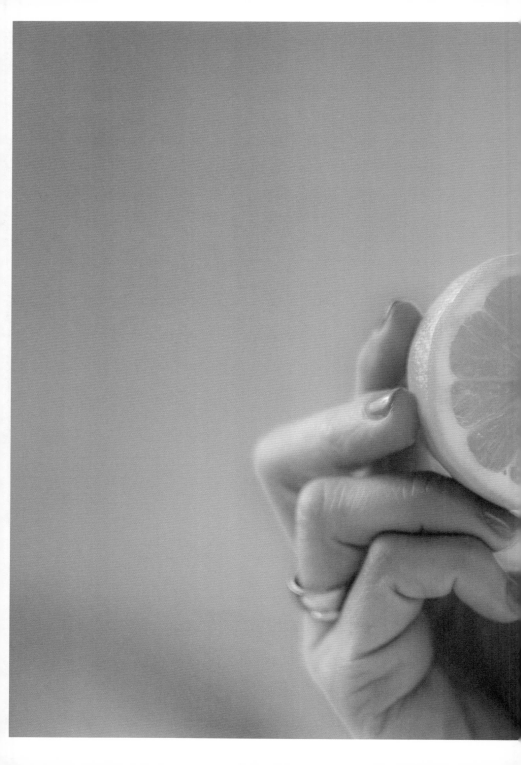

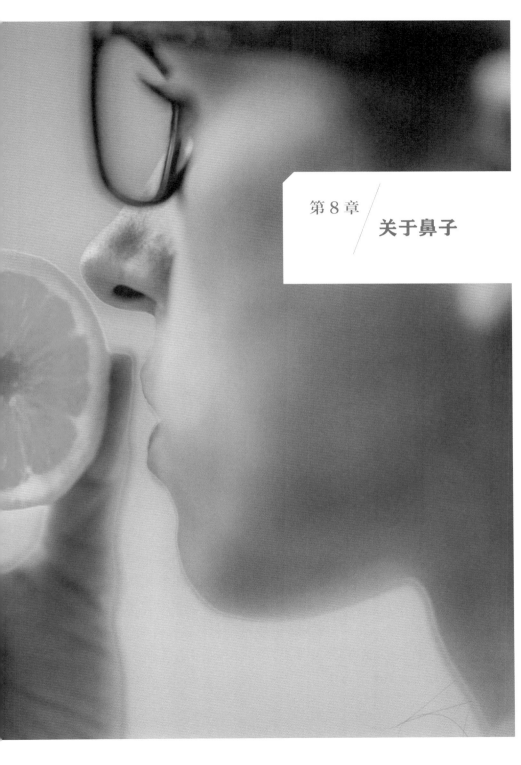

第 8 章 / 关于鼻子

116

为什么鼻塞会影响味觉？

得了重感冒以后，吃什么都没滋没味。可是，感冒影响最大的应该是嗅觉，而不是味觉啊。

我们都知道，品尝味道要依靠舌头上的味蕾。舌头上有大约1万个味蕾，每个味蕾的形状都像一个微小的洋葱，能够检测到食物中的化学成分，分辨出甜、咸、酸、苦四种味道，但要想产生味觉，大脑不仅要解读来自味蕾的信息，还要解读来自嗅觉的信息。人的鼻子里有大量的神经细胞，也能感受到各种不同的化学成分。比如，草莓、巧克力等食物的很多化学成分可以溶解在空气中，鼻子检测到这些成分后，就会将信息发送给大脑，由大脑进行解读。所以，我们不仅能品尝到巧克力或草莓中糖分的甜味，还能闻到它们的气味，而尝到的味道和闻到的气味结合起来，才形成了"巧克力的味道"或"草莓的味道"。

感冒时，鼻腔会变得肿胀，并被鼻涕堵住，里面的神经细胞无法检测到食物释放的化学成分，味觉也就被大大削弱了。

如果你不信，可以做个小实验。闭上眼睛，捏住鼻子，让别人往你嘴里放一块土豆或一块苹果，但不告诉你到底是土豆还是苹果。没有嗅觉的帮助，你多半尝不出来两者有什么区别。

117

人为什么会打喷嚏？

打喷嚏可以帮助人体清除灰尘、花粉等潜在的刺激物，还能起到清理呼吸道的作用。要打喷嚏时，鼻孔深处会感到发痒，然后鼻子里的神经会向大脑发送信号，再由大脑协调腹部、胸部、横膈膜、声带、喉咙甚至眼睑等部位的肌肉，共同形成打喷嚏的动作，从而清除刺激物。打喷嚏时，胸肌会强力挤压胸部，使肺里的空气从鼻孔喷出来，速度能达到每小时160千米。

有时候，被强光照射也会使人打喷嚏，大约有三分之一的人会出现这种情况。这是一种遗传性特征，被称为"光喷嚏反射"。

118

如果人一直不停地打嗝会怎么样？

膈肌是位于胸腔和腹腔之间的一层膜状肌肉，能起到控制呼吸的作用。膈肌突然发生痉挛就会造成打嗝的现象。打嗝的原因有很多，比如消化不良或吃东西太快。当你快速进食的时候，空气会随食物一起进入体内，所以身体就会通过打嗝的方式把这些空气排出去。连接大脑和膈肌的神经受到刺激也会引起打嗝。打嗝时，每次短促的呼吸后，声带突然闭合，就会发出"嗝"的声音。

人们会用各种方法来止住打嗝，比如憋气、小口喝水、喝醋、在舌头上放点糖、咬一口柠檬，或者让别人突然吓自己一下等。其中一些方法有时效果不错，但其原因尚不清楚。

有个名叫查尔斯·奥斯本的美国人从 1922 年开始不停打嗝，直到 1990 年才莫名其妙地停了下来。但他的人生并没有因此受到影响——他先后结过两次婚，生了 8 个孩子。

119

吃鼻屎对人体有害吗？

奥地利肺病专家弗里德里希·比辛格名声很不好，因为他建议每个人，尤其是孩子，都应该挖自己的鼻屎吃，并且认为经常挖鼻孔能让人更健康、更快乐。

据他说，"用手指挖可以够到手帕够不到的地方，让鼻子里面更干净，把鼻屎吃掉能够有效增强身体免疫力"。他还说，"从医学角度来讲，这是很有道理也是非常自然的事情。就免疫系统而言，鼻子就像一个过滤器，里面储存了大量细菌，这些细菌如果进入肠胃中，就会像药物一样起到免疫作用……现代医学尝试了各种更为复杂的方法，只不过为了达到同样的目的，而挖鼻孔、吃鼻屎不仅可以自然而然地增强免疫力，而且不用花一分钱。"但是很多医生都不认同这种说法，他们认为预防疾病的最好方法还是尽量避免感染细菌。

挖鼻孔和吐痰、打嗝一样，都是很粗俗的行为，还会带来健康风险。我们的手指经常接触门把手、电话等物品，这些物品被很多人触碰过，上面满是细菌，用接触过它们的手指挖鼻孔，细菌就很容易进入我们体内。鼻子里黑暗、温暖、潮湿的环境又给这些细菌提供了理想的生存条件和繁殖条件，这样就很可能引发感染，导致生病。

此外，鼻子离大脑很近，一旦挖鼻孔时抠破了里面的皮肤，细菌就有可能进入大脑，阻碍血液流动，从而引发一种名为"海绵窦血栓"的严重疾病。挤压鼻子或鼻周上的疖子也有可能引发这种疾病。因此，由两个嘴角和鼻梁构成的三角区域通常被称为"危险的面部三角区"。

120

为什么人吸入氦气后声音会变得很好笑？

人在说话的时候，空气会从肺部通过气管到达喉部，引起声带振动，从而发出声音。声带的长度和厚度决定了声音的高低。男性的声带通常更厚更大，所以声音也比女性更加低沉。

另一个影响声音高低的因素是声音传播的速度。声音在空气中以每秒大约 340 米的速度传播，而在氦气中则以每秒大约 900 米的速度传播，几乎快了 3 倍。人吸入氦气后，说话时，声带振动发出的声音在氦气中传播得很快，因此音调也会比平时高出 3 倍，听起来就变得很好笑。

121

"减压病" 是什么病?

人在深海潜水时，如果潜得太深太久，或者浮上来的速度太快，都有可能会得减压病。这是因为在深海中时，海水的压力会使人体血液中的氮气等气体液化，当人回到水面后，身体受到的压力降低，被液化的气体重新气化，就会形成一个个气泡。如果浮得太快，气泡就会出现在血管里，从而堵塞血管，阻碍血液流动，导致剧烈疼痛，关节无法弯曲，甚至会有死亡的危险。预防减压病的方法很简单，只要放慢浮出水面的速度，让气泡出现在肺部，通过呼吸排出来，就可以解决这个问题了。

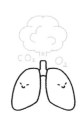

122

为什么普通感冒没有疫苗？

成年人平均每年会感冒两到三次，而学龄前儿童则会经常感冒。普通感冒是一种病毒感染，得了感冒意味着病毒已经侵入人体细胞，同时，免疫系统会生成抗体来消灭病毒。感冒痊愈后，免疫系统会在接下来的几年内持续生成同一种抗体，防止人体再次感染这种病毒。然而，能够引起感冒的病毒有200多种，只要感染的病毒与以往不同，就会再次感冒。

普通感冒疫苗之所以至今尚未被研发出来，其中的重要原因之一是引起感冒的病毒种类太多，很难研发出一种能够对付所有病毒的疫苗。

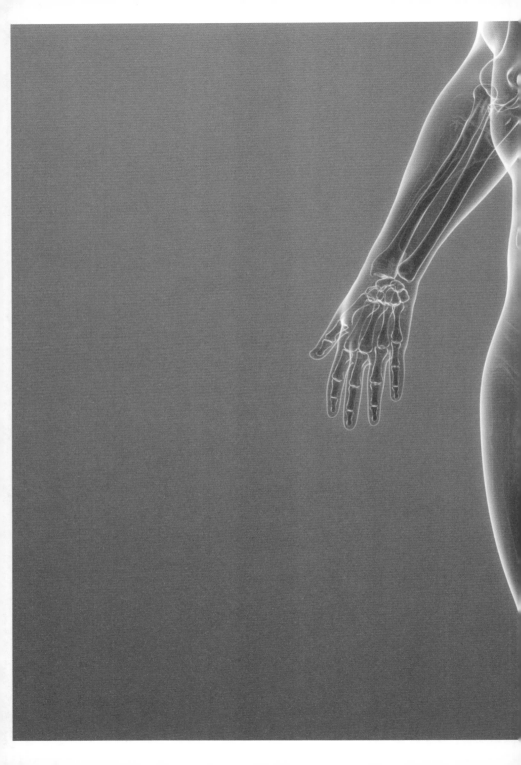

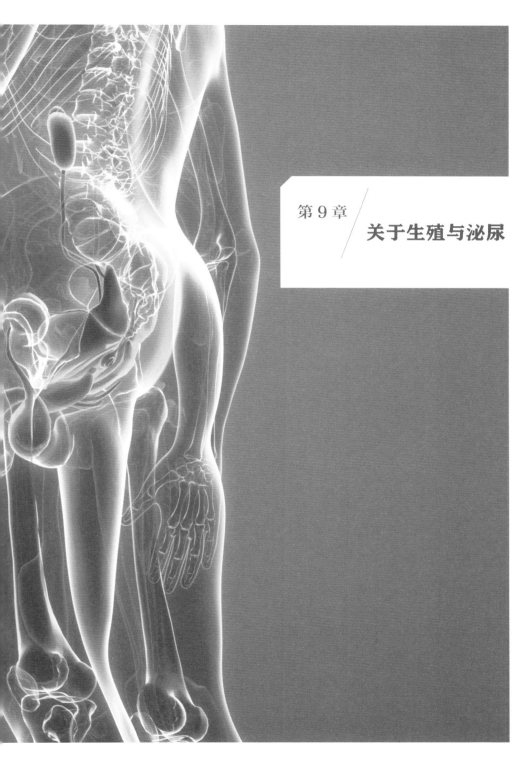

第 9 章 关于生殖与泌尿

123

双亲哪一方的基因决定了孩子的性别？

如果把人体比喻成房子的话，细胞就是盖房子的砖。细胞里有 23 对染色体，包括 22 对常染色体和 1 对性染色体。男性的性染色体组合是 XY，女性是 XX。

当卵子受精的时候，胎儿的性别就确定下来了。卵子只携带 X 染色体，而精子则可能携带 X 染色体或 Y 染色体。如果精子携带的是 X 染色体，那么生下的婴儿就会是女孩；如果精子携带的是 Y 染色体，那么生下的婴儿就会是男孩。所以决定孩子性别的是父亲的基因。

124

同卵双胞胎和异卵双胞胎有什么区别?

双胞胎并不常见,只有0.5% ~ 1%的孕妇会怀上双胞胎。在所有双胞胎里,大约30%是同卵的,70%是异卵的。

一个卵子与一个精子结合后,如果在一周内这个卵子分裂为两个,就会发育成两个DNA完全相同的胎儿,生下来的两个孩子也会一模一样,这就是同卵双胞胎。但同卵双胞胎的指纹却是不同的,因为在孕期第6周到第13周之间的某个时刻,胎儿的手指会接触到包裹着自己的羊膜囊,从而在指尖上形成独特的纹路。

两个卵子分别与两个不同的精子结合成受精卵,进入子宫后各自发育为两个DNA不同的胎儿,生下来的两个孩子也不会完全一模一样,这就是异卵双胞胎。他们之间的相貌差异甚至可能比年龄不同的兄弟姐妹还要大。

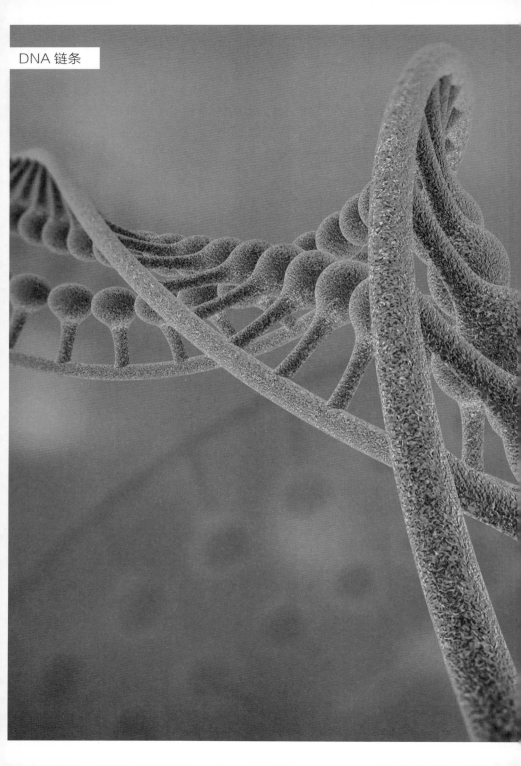
DNA 链条

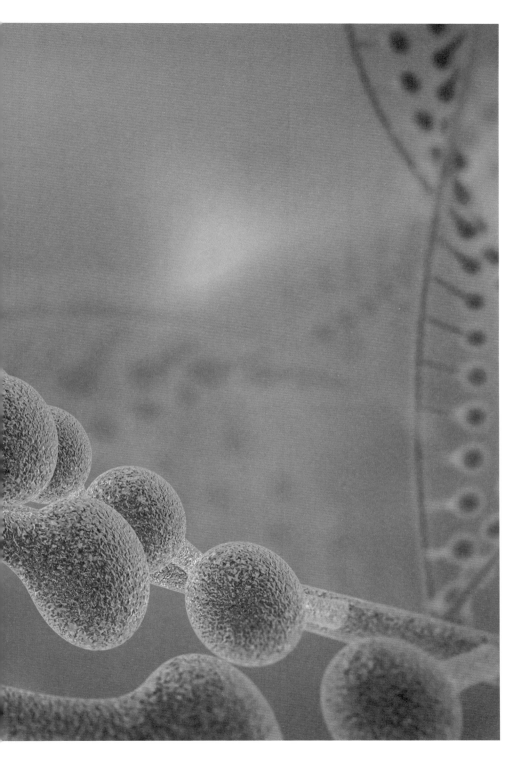

125

只有一个肾会影响我们的生活吗？

肾呈蚕豆状，位于下背部，负责过滤血液，清除体内的代谢物，同时帮助控制体内的水分。每个肾里有大约100万个被称为"肾单位"的过滤单元——正是这些肾单位使我们产生了尿液。大多数人都有两个肾，但也有一些人因为生病或受伤而失去了一个肾，剩下那个健康的肾就会调整自身，增大肾单位的尺寸来弥补缺失的肾，从而独自完成原本由两个肾共同完成的工作。只有一个肾不会给生活带来不良影响，事实上，就算天生只有一个肾，这个肾也能长到大约1磅重，相当于普通人两个肾加起来的重量。

126

尿液为什么是黄色的?

每个肾里都有大约 100 万个肾单位,肾能过滤血液,这些肾单位就是一个个微小的过滤单元,将人体的垃圾以尿液的形式排出体外。尿液的黄色是由胆汁造成的,尿液颜色的深浅取决于里面的含水量。如果喝水多,出汗少,尿液的颜色通常就会很淡,几乎是无色的。但如果喝水太少,或者出汗太多,导致脱水,尿液就会很浓,因此味道很重、颜色很深。

尿液在体内可能是无味的,也可能带有泥土味或轻微的坚果味。除非体内有炎症,否则刚刚从膀胱里排出的尿液是无菌的。一旦尿液暴露在空气中,尿道外部和皮肤上的细菌就会将尿液中的盐分和尿素转化为其他一些化学物质,其中就包括气味非常恶心的氨。

除了含水量,还有许多其他因素会影响尿液的颜色和气味。

① 服用某些药物,食用黑莓或甜菜,以及尿血,都会使尿液呈红色。

② 食用芦笋会使尿液的味道很重,有时会呈现绿色。

③ 黄疸患者的血液中胆红素含量很高,导致尿液中胆红素含量也很高,因此尿液可能呈深黄色或深茶色。

④ 服用维生素 B 可能会使尿液呈亮黄色。有些疾病也会使尿液气味发生变化，比如感染了大肠杆菌的人尿液会非常臭，而糖尿病患者的尿液则带有水果般的甜味。

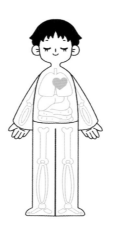

127

为什么吃了芦笋尿液会变臭？

吃芦笋以后，你可能会发现自己的尿液有一股难闻的气味。目前尚不清楚这种现象的具体原因，但有可能是芦笋中的天冬氨酸造成的。芦笋嫩芽中含有大量天冬氨酸，它可以保护芦笋免受寄生虫的侵害，而我们平时吃的正是芦笋的嫩芽部分。天冬氨酸进入人体后，会转化为气味很臭的化学物质，再通过尿液排出体外。

但这种现象只发生在大约 50% 的人身上，这似乎与遗传因素有关。另外 50% 的人不会出现这种现象，或许这些人的体内拥有能够转化天冬氨酸的酶，而其他人则没有。另一种说法认为，有些人对这种臭味不敏感，其实他们的尿液也是臭的，只不过他们没有意识到而已。

图书在版编目（ＣＩＰ）数据

　　为什么打哈欠会传染 / （英）弗朗西斯·古德著；
霍文智译. -- 成都：四川科学技术出版社，2024.6
　　ISBN 978-7-5727-1334-7

　　Ⅰ．①为… Ⅱ．①弗… ②霍… Ⅲ．①人体－普及读
物 Ⅳ．① R32-49

中国国家版本馆 CIP 数据核字（2024）第 088269 号

四川省版权局著作合同登记号：图进字21-2024-058

为什么打哈欠会传染
WEISHENME DAHAQIAN HUI CHUANRAN

著　　者　[英]弗朗西斯·古德
译　　者　霍文智

出 品 人　程佳月
责任编辑　黄云松　陈　丽
选题策划　鄢孟君
封面设计　创研设
责任出版　欧晓春
出版发行　四川科学技术出版社
　　　　　成都市锦江区三色路238号 邮政编码 610023
　　　　　官方微博 http://weibo.com/sckjcbs
　　　　　官方微信公众号 sckjcbs
　　　　　传真 028-86361756
成品尺寸　145 mm×210 mm
印　　张　6
字　　数　120千
印　　刷　成都兴怡包装装潢有限公司
版　　次　2024年6月第 1 版
印　　次　2024年6月第 1 次印刷
定　　价　48.00元

ISBN　978-7-5727-1334-7

邮　　购：成都市锦江区三色路238号新华之星A座25层　邮政编码：610023
电　　话：028-86361770